循证医学信息模型
构建与应用

Development and Application of Information Model
in Evidence-based Medicine

徐 维 著

U0336173

上海科学技术出版社

图书在版编目(CIP)数据

循证医学信息模型构建与应用 / 徐维著. —上海：
上海科学技术出版社,2019.7
ISBN 978 - 7 - 5478 - 4490 - 8

Ⅰ.①循… Ⅱ.①徐… Ⅲ.①循证医学-医学信息-
研究 Ⅳ.①R499

中国版本图书馆 CIP 数据核字(2019)第 116532 号

本书出版得到以下课题资助：
中国哲学社会科学基金"构建基于本体的循证医学知识管理体系"
(13BTQ012)

循证医学信息模型构建与应用

徐维　著

上海世纪出版(集团)有限公司
上海科学技术出版社　出版、发行
(上海钦州南路 71 号　邮政编码 200235　www.sstp.cn)
常熟市兴达印刷有限公司 印刷
开本 889×1194　1/32　印张 8.75
字数 150 千字
2019 年 7 月第 1 版　2019 年 7 月第 1 次印刷
ISBN 978 - 7 - 5478 - 4490 - 8/R · 1865
定价：　58.00 元

内容提要

　　电子病历与临床路径信息系统作为新的医疗服务模式,能够有效提高医院的服务效率,降低服务成本,节约医疗资源,是医院现代化建设的必然选择。目前我国陆续出台了有关电子病历和临床路径信息规范与标准,大大促进了医学信息化的建设与发展,也加快了循证医学信息领域的研究步伐。但是如何将这些标准运用到实践,并且建立起模块化、结构化、标准化的循证医学信息体系,使医学信息在大数据背景下,能够得到最大程度的挖掘和开放,最终实现医学知识的共享,这一重要课题缺乏深入研究。本书采用独特视角,探索循证医学信息体系中,电子病历、临床研究、临床实践指南和临床路径信息模型发展至今的演化过程,阐述元数据、本体和关联数据等概念在医学信息领域的定义和应用,并且详尽解构经典信息模型和系统的语义、语法结构,揭示其构建原理,特点及优势,并在此基础上提出我国循证医学信息体系的构建路径。

　　本书不仅有助于医学信息专业学生深入学习专业知识,扎实医学信息模型结构和构建理论基础,而且有助于医学信息学研究者深入了解经典信息模型的构建,启发研究思路和方向。

序　言

医学信息学是一门新兴的交叉学科。医学有着庞大的分支领域，而信息学在信息生命周期不同阶段可以呈现不同的需求、类型和实体，两者结合衍生出丰富和复杂的研究方向。

《循证医学信息模型构建与应用》采用独特的视角梳理循证医学信息相关的电子病历、临床研究、临床实践指南和临床路径信息体系的发展脉络，并在深入分析循证医学信息语义和结构的基础上提出构建循证医学信息参考模型和概念模型的思路和方法，探索我国医学信息学标准化的发展之路。

近年来我国陆续出台了有关电子病历和临床路径信息规范与标准，大大促进了医学信息化的建设与发展，也加快了循证医学信息领域的研究步伐，但是在如何将这些标准运用到实践并建立起模块化、结构化、标准化的循证医学信息体系，如何在大数据背景下最大限度地挖掘和开放医学信息以及实现医学知识共享方面，还缺乏深入研究。本书探索循证医学信息体系中，电子病历、临床研究、临床实践指南和临床路径信息模型发展至今的演化过程，阐述元数据、本体和关联数据等概念在医学信息领域的定义和应用，并且详尽解构经典信息模型和系统的语义、语法结构，揭示其构建原理，特点及优势，并在此基础上提出我国循证医学信息体系的构建路径。

1

本书作者具有丰富的研究经历和教学实践，这些年来在医学信息学领域潜心研究的基础上，提出了循证医学信息体系。本书从一个新的视角展示该体系建立的思路与路径，不仅对医学信息学学生开阔视野、深入学习专业知识，而且对医学信息学研究者深入了解经典信息模型的构建、创新研究思路与方法，都具有很大的参考价值。

中国图书馆学会副理事长、学术研究委员会主任

澳门大学图书馆馆长

2019 年 5 月

前　言

在生物医学信息学领域中，生物医学数据因生物医学众多分支领域的不同，存在很大差异性和复杂性，在发展中又需要共生、共存。本书聚焦生物医学信息学领域中的循证医学信息学，即临床医学相关的信息发展原理和规律。在循证医学信息学领域，欧美等发达国家的研究已历经了半个多世纪，其每一个发展阶段既与计算机网络技术的迭代更新基本一致，又融合了循证医学信息自身的发展特点。可惜的是，国内目前少有此类研究，能在此领域做一些前沿探索与尝试，也是笔者深感荣幸与压力的一项工作。深入解析和掌握循证医学信息发展原理和规律，有助于我们奠定扎实理论基础，理解现有的循证医学信息模型和系统，乃至清楚如何构建结构化、标准化，以及可共享、可持续的循证医学信息模型和系统，也为建设我国医学信息标准化做好准备。

本书的研究历时十余年，其中有大量文献研读和分析，规律探索和原理揭示，模型构建与验证工作等。本书主要内容可分为3个部分：

（1）建立起完整的循证医学信息体系框架，揭示循证医学信息相关的电子病历、临床研究、临床实践指南和临床路径信息体系的发展和现状，把握整个循证医学信息领域的发展脉络和规律。

（2）通过深入分析经典信息模型和系统的需求、语义、语法结构，揭示其构建原理，特点及优势，从循证医学信息体系的整体角度去探索构建整个循证医学信息体系通用信息模型的构建基础和方法。

（3）以中国医学信息相关标准为基础，探索建立中国循证医学信息领域的通用信息模型，并在通用信息模型基础上建立临床研究和临床路径专用信息模型。

本书的撰写是对中国哲学社会科学基金（构建基于本体的循证医学知识管理体系，13BTQ012）、自然科学基金（基于循证医学本体论的临床元数据语言研究，30972549）和上海市浦江人才计划（循证医学元数据语言研究，07PJC001）部分成果的梳理。

希望本书的出版，有助于医学信息专业学生了解医学信息领域中电子病历、临床研究、临床实践指南和临床路径信息化发展历史，掌握经典信息模型和系统的语义、语法结构，发现其构建原理、特点及优势；有助于医学信息专业研究者深入探寻经典医学信息模型的构建，创新研究思路与方法，启发研究方向；同时也为推动中国循证医学信息标准化的发展尽绵薄之力。

在此，我深深感谢我的博士导师、原上海图书馆馆长吴建中老师。在研究过程中，他总是能激发我的创作灵感和思想火花，他的严谨治学态度也无时无刻不在影响着我和我的学术研究人生。我要感谢上海图书馆研究馆员赵亮老师和我的硕士导师张正强教授，在本书的撰写过程中他们也给了我不少帮助以及一些细致的建议。我还要感谢笹川医学奖学金和日本老师冈田美保子教授,是她带领我进入这个我为之着迷的研究领域,谨在此表达我深深的敬意和感激!

　　医学信息网络技术的发展是如此之快,待本书得以出版之日,也许又有许多本书未涉及的新技术、新系统出现,抑或是书中的一些内容被最新的研究成果所取代。但是,作为一个阶段的研究成果,本书依然有着一定的参考学习价值。笔者也期待本书能获得更多的专业同行批评指正。如果能为本领域的研究发展贡献绵薄之力,这也是令笔者甚感宽慰之事。

徐维

2019 年 5 月

目　录

第一章

绪　论

在浩瀚的历史长河中,信息一直渗透于人类发展的各个领域和各个方面。在信息社会迈向知识社会的进程中,信息更焕发出强大的生命力,而其中大数据、开放数据等都已成为信息研究应用的主流和趋势。

当视角聚焦在一个特定领域——医学领域,信息的作用更是举足轻重。我们会发现,基础医学、临床医学以及公共医学等产生的巨量、复杂、分布式,甚至是动态的数据是天然的大数据资源;而且医学信息对人类有着更加特殊的意义,它不仅对整个医学领域的发展具有强大推动作用,而且对人类每个个体的健康发展也有着十分重要的意义。

生物医学信息中,通常由四个层面的数据所构成:分子层面数据(如基因组、蛋白组数据)、细胞/组织层面数据(如组织病理影像数据)、患者层面数据(如临床数据)、生物医学知识库数据(如 PubMed 文献数据)[1]。不同类型的数据在数据元素、数据类型和数据规模等方面差异巨大[2]。这种生物医学数据的复杂性和异构性,对数据的整合带来挑战,也使得生物医学数据整合成为生物医学信息学重要研究方向[1]。

循证医学信息学以患者层面数据为主要研究对象,循证医学框架下医学信息(简称循证医学信息)标准化就是对患者层面数据的标准化,其目的就是为了临床数据的整合和最终实现生物医

1

学大数据驱动的知识发现。

第一节　循证医学的由来

　　虽然医学有着漫长的历史,但是在很长时间里,医学都被认为是一门艺术,医学信息一直都建立在经验之上。病历被认为是医学信息最早的一种类型。据历史记载,希波克拉底在公元前5世纪已使用病历[3],我国汉初著名内科医生淳于意也留下了中国现存最早的病史记录[4]。20世纪以前,这些病历以及大多数的生物医学研究都是一些对患者或是病理发现的描述性记录[5],而对这些记录信息的利用都是小范围的、零碎的、不及时的。医务人员主要依赖传统的经验医学开展临床工作,在遇到一般临床问题时,通常是借助书本知识;而遇到"疑难杂症"时,则往往求助更有临床经验的前辈。

　　进入20世纪后,医学科技的长足发展,现代医学、抗生素、现代化学治疗剂等的诞生,尤其是现代医学统计学的发展,给传统医学注入了大量的科学元素。20世纪以前,生物医学研究主要是解剖学和生理学的研究,临床研究的常用方法主要是病例报告。统计学方法引入医学研究之后,产生了能有效避免研究偏倚的研究类型,特别是Bradford Hill发明了真正意义的随机对照试验研究。至此,随机对照试验研究成为临床研究的"金标准"[6],为更好的医疗提供科学证据。20世纪中期后,医学领域发展的主流从传统的经验医学转向运用科学方法的现代医学,而依循这些科学证据进行临床诊治的循证医学逐步确立[5]。

循证医学被定义为：在治疗患者的决策中慎重、准确和明智地运用目前的最佳临床证据。循证医学实践就是将最佳临床证据与临床医生的专业知识和经验、患者意愿相结合[7]。如果说以往的经验医学被认为是一门艺术的话，循证医学就是艺术和科学的结合。依循最佳证据就是采用科学方法从系统的基础研究，主要是临床研究中找到更好的诊治依据。

最佳临床证据是循证医学的核心要素，它一般通过临床研究来表达。临床证据的质量通过临床研究的设计方法类型、统计方法有效性、临床相关性、时效性和同行评审等因素来进行评价[8]。其中，临床研究设计方法的类型是影响证据质量很重要的因素。在流行病学领域，临床研究有两大类不同的设计方法：试验性研究方法和观察性研究方法。其中试验性研究包括随机对照试验研究、非随机对照试验研究、非对照研究等；观察性研究包括队列研究、病例对照研究、横断面研究等[9]。很多国家和机构都参考临床研究设计方法类型，制定了临床证据质量的分级标准。

目前，国际上有三个组织机构发布的临床证据分级方法比较权威。第一个组织机构是美国预防医学服务工作组(U.S. Preventive Services Task Force，USPSTF)，它在 1989 年出版的《临床预防医学服务指南》中将预防性干预和筛选有效性的证据质量分为 5 级，分别为：Ⅰ级，来自至少一个合理随机对照试验研究的证据；Ⅱ-1 级，来自良好设计的非随机对照试验研究；Ⅱ-2 级，来自良好设计的队列或病例对照分析研究，最好是多中心的；Ⅱ-3 级，来自多重时间序列干预或非干预的研究证据，或有显著结果的非对照试验研究证据；Ⅲ级，来自临床经验、描述研究、专家委员会报告的权威观点[10]。第二个组织机构是英国牛津大学循证医学中心(Centre for Evidence-based Medicine，CEBM)。CEBM 于

2000 年发布了临床证据分级标准,2009 年修改版问世,2011 年进行了大幅度修订。CEBM 临床证据分级标准除了提供严格的证据评价等级外,还有一项重要的功能就是帮助临床医生和患者快速检索到临床问题答案。与 USPSTF 发布的针对预防和筛选证据评价不同,CEBM 的分级标准涉及病因学、诊断、预防、治疗、预后、危害等更全面的临床医学证据评价[11]。在该分级标准中,列举出 7 个主要临床问题,每个临床问题按证据质量由强到弱分为 1~5 级。例如,有关治疗效果的临床问题,其 1 级证据为随机对照试验荟萃分析;2 级证据为随机对照试验或有显著结果的观察试验;3 级证据为非随机对照试验或随访研究;4 级证据为病例报告、病例对照或历史对照研究;5 级证据为机制系统推理[11]。第三个组织机构为 GRADE 工作组(Grading of Recommendations Assessment, Development, and Evaluation Working Group),其于 2004 年发布证据质量和推荐强度分级标准。与 CEBM 分级标准的主要目的有所不同,GRADE 工作组发布的证据质量和推荐强度分级标准主要为制作系统综述和临床实践指南服务[12]。该证据质量和推荐强度分级标准以临床研究设计为基本依据,随机对照试验研究类型首先被判定为高质量证据,观察性研究类型首先被判定为低质量证据;然后,设计偏倚、证据异质性、非直接证据、证据不足和报告偏倚 5 个方面可以降低证据质量,而大规模效应、药物剂量效应梯度和可能混杂因素 3 个方面可以提升证据质量;最终临床研究结果的质量被分为高质量、中等质量、低质量、极低质量 4 个等级[12]。虽然这些临床证据质量的分级方法各不相同,但从临床研究设计方法角度来说,在其他因素都相同的情况下,试验性研究类型证据质量较高,观察性研究证据质量较低。

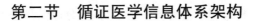

第二节 循证医学信息体系架构

循证医学涉及最佳临床证据、临床医生的专业知识经验和患者意愿。其中最佳临床证据（主要以临床研究为表现形式）是核心要素，而产生临床证据的临床数据是循证医学信息的主要研究对象。循证医学信息隶属于医学信息范畴，循证医学信息遵循信息生命周期运动规律，包括收集和分析临床数据、产生临床证据、存储临床证据、评价临床证据，利用临床证据等流程。在循证医学信息生命周期中，不同的实践工具对应不同的信息类型而发挥出各自不同的作用。电子病历系统是临床数据的主要来源；临床研究系统或临床研究数据库提取、挖掘电子病历系统中的临床数据，或者直接在诊疗过程中采集临床数据；临床数据经统计分析后形成临床证据，临床文献数据库存储各种表达临床证据的临床研究文献；而临床实践指南或决策和临床路径则是实践临床证据，获得最佳诊疗效果的规范和流程（图 1-1）。

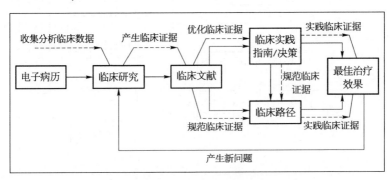

图 1-1 循证医学信息生命周期与临床证据流程

5

信息体系架构(information architecture)是规范信息的顶层结构。这一概念至今没有统一的定义,部分原因是因为它普遍运用于不同的领域[13]。本研究采用信息体系机构(Information Architecture Institute)中对信息体系架构的一种定义:信息体系架构是描述事务信息,以及指导信息、知识资产管理的战略、原则、指南、标准和模型的框架(A framework of strategies, principles, guidelines, standards, and models, which describe major types of business information and direct the management of information and knowledge assets)[14]。援用这一定义,在循证医学领域,循证医学信息体系架构就是描述循证医学信息,以及指导循证医学信息、知识资产管理的战略、原则、指南、标准和模型的框架。它是规范循证医学信息的顶层架构,其架构模型呈三维立体结构(图1-2)。

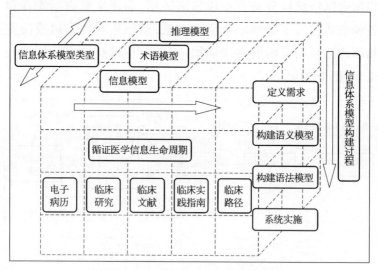

图1-2　循证医学信息体系架构模型

　　循证医学信息生命周期处于第一维度，从以上对循证医学信息生命周期的叙述中，我们知道它由电子病历、临床研究、临床文献、临床实践指南和临床路径等信息实体所组成。从数据层面讲，临床文献与其他信息实体不同，不属于患者层面的临床数据。它是临床数据产生的证据结果，属于生物医学知识数据。

　　第二维度为信息体系模型类型。信息体系构建在若干模型之上[15]。在循证医学信息领域，信息体系通常由信息模型（information model）、术语模型（terminology model）和推理模型（inference model）等构成[16,17]。信息模型是被存储的信息的结构，通常可用统一建模语言（Unified Modeling Language，UML）的对象模型来表达[15,17]。它是术语模型和推理模型的基础。不同循证医学信息类型有着不同的信息模型，甚至同一种信息类型，因不同国家、机构和开发商，可能采用不同的信息模型。例如，电子病历信息模型在国际层面的研究就有《HL7 参考信息模型》（HL7 Reference Information Model，HL7 RIM）、开放电子病历（openEHR）系列标准和 ISO13606《卫生信息学——电子病历通信标准》（Health informatics — Electronic health record communication）等；术语模型有时又被称为概念模型（concept model）或本体（ontologies），它定义了信息模型中概念及概念的含义，或是信息模型中信息实例的语义[15,18]。在医学信息领域，术语模型的研究相对成熟，已形成了疾病、处理、药物、解剖等特定领域的国际标准，且已被普遍采用。如国际标准《国际疾病分类第十版》（International Classification of Diseases，Tenth Revison，ICD‐10）、《医学术语系统命名法——临床术语》（Systematic Nomenclature of Medicine — Clinical Terms，SNOMED CT）、《观测指标标识符逻辑命名与编码系统》（Logical

Observation Identifiers Names and Codes，LOINC)、《医学主题词表》(Medical Subject Headings，MeSH)等；除了信息模型和术语模型这两种常用的信息体系模型类型外，循证医学信息领域中还有一种推理模型，对临床证据的利用非常关键。推理模型多用于临床决策支持系统(clinical decision support system，CDSS)和临床路径。推理模型建立在信息模型、术语模型的基础上，根据存储信息，利用知识、术语等推导出结论、决策和行为的模型[17]。20 世纪 80 年代中期，荷兰阿姆斯特丹大学的研究人员开发了知识获取和设计结构(Knowledge Acquisition and Design Structuring，KADS)，其方法就是在特定专业领域基本术语模型的基础上建立术语模型的基本推理规则模型，进而实现部分智能解决特定问题的方法[19]。一般来说，信息模型是信息实体计算机化的关键，信息模型因信息实体的不同而不同。

第三维度为纵向建立信息体系模型的构建过程。在本体系统设计流程中，Pinto 和 Martin 提出了通用本体构建步骤为明确化(specification)、概念化(conceptualization)、形式化(formalization)、实施(implementation)和维护(maintenance)等[20]。在元数据系统设计流程中，都柏林核心元数据计划(Dublin Core Metadata Initiative，DCMI)提出了构建元数据文件的通用方法——都柏林核心应用纲要(Dublin Core Application Profiles，DCAP)。元数据文件应用纲要包括描述某领域所要达到的目的，即定义功能需求(functional requirements)；描述元数据及它们之间关系所表达的事物类型，即构建领域模型(domain model)；确定元数据语词和使用规则，即定义描述集合规范(description set profile)；定义用于编码的语法，即定义语法指南(syntax guidelines)和数据格式(data formats)[21]。这些信息模型构建步骤基本一致，它们都遵循着组织机构体系架构(enterprise architecture)的 Zachman 架构。Zachman 架构将信息体系架构模型构建过程,按照古希腊哲学家提出的从抽象概念到具体化实例的转换过程,分为:标识(identification),明确体系架构的范围、目的和需求;定义(definition),明确体系架构的概念模型;表达(representation),明确体系架构的逻辑模型;规范(specification),明确体系架构的物理模型;配置(configuration)和实例化(instantiation),明确具体系统的运行配置和评估等[22]。Zachman 架构也被应用于医学信息体系[23]。参考 Zachman 架构法,循证医学信息体系构建过程包括:定义需求、构建语义模型、构建语法模型和系统实施。

本书研究范畴为电子病历、临床研究、临床实践指南和临床路径等循证医学信息模型的分析与构建。

参考文献

[1] PHAN J H, QUO C F, CHENG C, et al. Multiscale integration of -omic, imaging, and clinical data in biomedical informatics [J]. IEEE Rev Biomed Eng, 2012, 5: 74 - 87.

[2] HARRISON J H, Jr. Introduction to the mining of clinical data [J]. Clin Lab Med, 2008, 28(1): 1 - 7.

[3] National Institutes of Health National Center for Research Resources. Electronic health records overview[EB/OL]. (2006 - 04 - 01) [2015 - 01 - 30]. https://s3.amazonaws.com/rdcms-himss/files/production/public/HIMSSorg/Content/files/Code%20180%20MITRE%20Key%20Components%20of%20an%20EHR. pdf.

[4] 徐书珍,马海燕.医疗文书书写规范与病案管理[M].北京:军事医学科学出版社,2007.

[5] MAYER D. Essential evidence-based medicine [M]. Cambridge University Press, 2009.

[6] KANE R L, WANG J, GARRARD J. Reporting in randomized clinical

trials improved after adoption of the CONSORT statement[J]. J Clin Epidemio, 2007, 60(3): 241 - 249.

[7] SACKETT D L, ROSENBERG W M, GRAY J A, et al. Evidence based medicine: what it is and what it isn't[J]. BMJ, 1996, 312 (7023): 71 - 72.

[8] evidence based medicine[EB/OL]. (2019 - 03 - 21) [2019 - 04 - 22]. http://en.wikipedia.org/wiki/Evidence-based_medicine.

[9] GARY D. Friedman. Primer of epidemiology (3rd edition)[M]. New York: McGraw-Hill Book Company, 1987.

[10] THOMAS P. Guide to clinical preventive services: report of the US Preventive Services Task Force [J]. JAMA, 1996, 276 (11): 923 - 924.

[11] Oxford Centre for Evidence-Based Medicine. Levels of Evidence (Background Document) [EB/OL]. (2016 - 05 - 01)[2015 - 01 - 30]. http://www.cebm.net/index.aspx? o=5653.

[12] GUYATT G, OXMAN A D, AKL E A, et al. GRADE guidelines: 1. Introduction-GRADE evidence profiles and summary of findings tables[J]. J Clin Epidemiol, 2011, 64(4): 383 - 394.

[13] Information architecture[EB/OL]. (2019 - 04 - 04) [2019 - 04 - 22]. http://en.wikipedia.org/wiki/Information_architecture. [2015 - 01 - 30].

[14] HAGEDORN K. Information Architecture Glossary[EB/OL]. [2015 - 01 - 30]. http://iainstitute.org/en/learn/resources/glossary.php.

[15] BODELIUS A, HARALDSON J, HERAVI R, et al. Swedish GP records in openSDE[R]. Sweden: Linköping University, 2005.

[16] RECTOR A L, NOLAN W A, KAY S. Foundation for an electronic medical records[J]. Methods Inf Med, 1991, 30(3): 179 - 186.

[17] RECTOR A L. The interface between information, terminology, and inference models[J]. Stud Health Technol Inform, 2001, 84(Pt 1): 246 - 250.

[18] Terminology model[EB/OL]. (2018 - 06 - 16)[2015 - 01 - 30]. http://en.wikipedia.org/wiki/Terminology_model.

[19] BEMMEL J H van, MUSEN M A.医学信息学[M].上海:上海科学技术出版社,2002.

［20］ PINTO S F，MARTINS J P. Ontologies：how can they be built? ［J］. Knowledge Inform Syst，2004，6：441－464.

［21］ COYLE K，BAKER T. Guidelines for Dublin Core Application Profiles ［EB/OL］.（2009－05－18）［2015－01－30］. http：//dublincore. org/documents/2009/05/18/profile-guidelines/.

［22］ Zachman Framework ［EB/OL］. http：//en. wikipedia. org/wiki/Zachman_Framework .（2019－02－17）［2019－04－22］.

［23］ Zachman isa framework for healthcare informatics standards［EB/OL］.（1997－12－22）［2015－01－30］. https：//apps. adcom. uci. edu/EnterpriseArch/Zachman/Resources/ExampleHealthCareZachman.pdf.

第二章

循证医学信息模型的发展

　　循证医学信息模型是电子病历、临床研究、临床实践指南和临床路径在计算机化环境下,其所需概念及其关系、约束、规则等的结构表达。需求研究是循证医学信息模型研究的基础和前提。循证医学信息模型中的语义结构主要是表达循证医学的概念体系,在这个层面上是人类可以直接读取的。循证医学信息语义模型是循证医学信息模型构建的基础,也是最关键环节。循证医学信息模型中的语法描述模型是利用计算机语言的语法规则对语义结构模型进行定义、约束、表达的规范。它主要是对计算机识读而言的。在循证医学信息领域,语法描述模型多是基于可扩展置标语言(Extensible Markup Language,XML)、资源描述框架(Resource Description Framework,RDF)和网络本体语言(Web Ontology Language,OWL)等构建起来的。置标语言不仅是计算机识读语言而且也易于人们直接读取。信息系统则是在信息模型基础上,由人、计算机及其他外围设备等组成的能进行信息的收集、传递、存贮、加工、维护和使用的应用系统。

第一节　电子病历信息模型研究

　　循证医学信息体系研究对象包括电子病历、临床研究、临床指南和临床路径。其中,电子病历是循证医学信息生命周期的起点。虽然目前电子病历通常不直接产生临床证据,但却能为产生临床证据提供来源数据。而且电子病历信息化是循证医学信息领域理论和实践研究启动最早,成果最丰富和最成熟的一个领域。目前已经形成了一系列电子病历国家标准和国际标准。它的研究成果对临床研究、临床实践指南和临床路径都有着积极的影响。而且电子病历已有的研究方法、体系模型、标准规范极有可能成为未来循证医学信息体系走向整合和互操作的基础。因此,理清电子病历信息模型的发展脉络对整个循证医学信息体系的构建具有重要的意义。

一、电子病历相关概念及背景

最早的电子病历出现在 20 世纪 60 年代[1],在随后的 40 年里,采用电子病历的医疗机构逐渐增加。2004—2006 年的统计表明,在美国有 20% 左右的医疗机构采用电子病历;欧盟国家中,瑞典和荷兰有 80% 以上的医疗机构采用电子病历,但在希腊和西班牙,这一数据不到 20%。2007 年后欧美电子病历的研究重点转向与其他医学信息系统的整合发展[2]。

电子病历的名称在国外有很多不同的表达方式,英文名称就有 electronic health record(EHR)、electronic health care record(EHCR)、electronic patient record(EPR)、computerized patient record(CPR)和 electronic medical record(EMR)等之多。不同名称所对应的定义也有所不同。即使是同一名称,也因在不同国家和不同医学领域,其含义会有一些细微的差异[3]。EHR 作为电子病历的一个通用名称,包括和代表了各种类型的电子病历。目前来说,电子病历没有统一的定义主要是因为各个国家、地区、机

13

构的电子病历其内容、形式和结构都有很多不同,而完整的电子病历定义很难将这所有的不同方面都包括在内[4]。因此,国际ISO/TC健康信息组织从电子病历的结构方面给出了顶层定义[4]:

EHR is a repository of information regarding the health of a subject of care, in computer processable form.

电子病历(EHR)就是以计算机可处理形式存在的,有关诊疗对象健康的信息库。

这一顶层定义简单而通用,保证了广泛的适用性,适合各类电子病历在现阶段和将来的使用和开发。它可以作为所有类型电子病历的基本通用顶层定义,也就是所有类型电子病历都可以在这一基本通用定义的基础上制定出来。在这一基本通用定义下又定义了两类特定的电子病历——共享电子病历(Shareable EHR)和整合电子病历(Integrated Care EHR)[4]。

Shareable EHR is an EHR with a standardised information model which is independent of EHR systems, stored and transmitted securely, and accessible by multiple authorised users using different applications.

共享电子病历就是有着独立于电子病历系统的标准信息模型,能够被不同的授权用户采用不同应用软件安全地保存、传递和进入的电子病历。

Integrated Care EHR is a Shareable EHR whose primary purpose is the support of continuing, efficient and quality integrated healthcare. The Integrated Care EHR contains information which is retrospective, concurrent and prospective。

　　整合电子病历是以支持持续、高效和质量整合的医疗为主要目的的共享电子病历。整合电子病历包括回顾性的、当前的和前瞻性的信息。

当然还可以根据电子病历的顶层基本定义从诊疗范围和背景角度,制定出完整系列的不同类型的电子病历定义。如单个科室电子病历、科室间电子病历、单个医疗机构的电子病历、医疗机构间电子病历、基于网络的电子病历和患者电子病历,等等。

二、电子病历信息模型需求分析

　　电子病历信息模型指电子病历中,概念及其关系、约束、规则等的结构化表达。电子病历信息模型需求研究是电子病历信息模型研究的基础和前提。在循证医学信息模型中,电子病历信息模型需求分析研究最完整和全面,并且形成了相应的需求国际标准。需求其实就是目标的细化。医疗机构的电子病历项目在设计之初,都首先制定功能需求。例如,美国加利福尼亚州奥克兰市综合管理医疗财团 Kaiser Permanente 的落基山分部在开发电子病历项目时,制定了 4 个基本目标,分别是:

　　(1)患者医疗信息能随时随地被医务人员获取。

　　(2)建立研究干预和结果关系的中心临床数据库。

　　(3)自动化诊疗过程,以提高效率降低费用。

　　(4)为临床决策提供有效的决策支持方法。

在随后的发展中,在 4 个目标基础上,确定了 60 个主要的功能需求项[5]。

国家层面的许多电子病历相关报告和标准也是在电子病历定义之后明确功能需求项目。例如,美国卫生信息管理系统学会电子病历委员会（Healthcare Information and Management Systems Electronic Health Record Committee，HIMSS EHR Committee）发布的《HIMSS 电子病历定义模型》（HIMSS Electronic Health Record Definitional Model Version 1.1）就列举了实现电子病历 8 个特征的必备功能需求，分别是：

（1）在需要时能安全、可靠、实时地利用电子病历信息。

（2）能获取和管理片断的和连续的电子病历信息。

（3）在提供医疗服务时，作为医务人员的主要信息来源。

（4）为患者个人和群体提供循证医疗和制定诊疗计划的工作服务。

（5）能获取用于持续质量改进、利用评价、风险管理、资源规划和绩效管理的数据。

（6）能获取病历记录或财务报销所需的，与患者医疗相关的其他信息。

（7）能为临床研究、公共卫生报告、人口卫生项目提供连续医疗信息。

（8）支持临床试验和循证医学研究。

这 8 个特征也可以说是电子病历的顶层功能需求，每一顶层需求下还包括更细化的必备需求[6]。

电子病历需求研究在国际层面的研究成果主要有两项。一是 ISO/TC 215《专项组报告：电子病历、出院或转诊计划标准需求》（Ad Hoc Group Report Standards Requirements for the Electronic Health Record & Discharge/Referral Plans）；二是国际标准 ISO/TS 18308《卫生信息学——电子病历体系结构需求》（Health informatics — Requirements for an electronic health record architecture）。

ISO/TC 215 是电子病历标准需求的理论框架，它主要是分析电子病历标准应该达到的顶层功能需求。电子病历标准是电子病历各功能模块的标准化集合，包括了电子病历结构、术语、通信、安全和隐私等[7]。由于电子病历的复杂性，往往一个功能模块可以形成一个相应标准。报告明确指出，电子病历的首要目的是为支持医务人员的整个医疗行为而提供诊疗记录，而次要目的包括法医学鉴定、质量管理、教育、研究、公共与人口健康、政策制定、卫生事业管理、记账和财务等[8]。电子病历标准化的目的主要是为了使电子病历系统实现互操作性、安全性、可靠性和高效性。其中互操作性是标准化的关键目的，而为了实现自动处理和决策能力，互操作性不仅支持功能互操作（即语法互操作），也支持知识互操作（即语义互操作）。

ISO/TC 215 归纳了电子病历标准建模的两种方式和三种模型类型。第一种建模方式是系统角度（systems view）方式，这种方式基于医疗网络和应用系统环境。代表模型标准包括 ISO 开放分布处理标准参考模型（ISO Reference Model for Open Distributed Processing Standard，ISO RM-ODP）。第二种建模方式是业务角度（business view）方式，这种方式基于医疗功能和过程。代表模型标准包括 ISO 卫生信息学轮廓框架（ISO Health Informatics Profiling Framework，ISO HIPF）和卫生信息结构组件框架（Health Infostructure Components Framework，HICF）。并且对每一种模型类型的功能需求进行分析[7]。

ISO/TS 18308 是在研究和校对了 30 多篇主要的有关电子病历需求研究文献基础上建立的，文献来源主要是欧美政府或政府资助项目研究成果，是保证电子病历可利用、共享、交换的电子病历体系结构需求的技术规范，它是建立电子病历体系结构国际

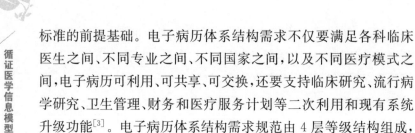

标准的前提基础。电子病历体系结构需求不仅要满足各科临床医生之间、不同专业之间、不同国家之间，以及不同医疗模式之间，电子病历可利用、可共享、可交换，还要支持临床研究、流行病学研究、卫生管理、财务和医疗服务计划等二次利用和现有系统升级功能[3]。电子病历体系结构需求规范由 4 层等级结构组成，包括电子病历结构、过程、通信、隐私和安全、法律医学、伦理、用户/文化、升级等 8 个顶层类目和 124 个详细的需求项目。图 2-1 展示了 ISO/TS 18308 的顶层两级类目。

三、电子病历信息模型语义结构

电子病历信息模型研究初期，以建立庞大、复杂的包含成百上千个实体及约束的模型为主[8]。这种模型应用于电子病历系统很快就暴露出一系列问题，如系统建立难度大、数据更新不易、系统运行效率低等。20 世纪 80 年代末期，许多电子病历系统逐步采用通用模式建立患者数据库，利用"数据字典"管理编码数据元素，增加了数据更新的灵活性和面向患者查询的可行性[9]。1996 年 Johnson 建立了临床诊疗数据库通用数据模型。该研究采用概念图（conceptual graphs，CG）的形式体系建立了一个简单的临床数据概念模式（conceptual schema）。模式框架分为两部分，一部分是概念类型的等级体系，顶层类型包括：人（person）、机构（organization）、代理（agent）、事件（event）、物理对象（physical object）和抽象（abstraction）等概念，顶层类型下包含若干层次的下位类型。另一部分是规范图（canonical graphs），定义每一个概念的概念关系，相当于概念所具有的属性。如事件下的医嘱类就有代理（agent）、数量（quantity）、频率（frequency）、开始时间（event-start）、结束时间（event-end）、发生于（occurs-in）等关系（图 2-2）。

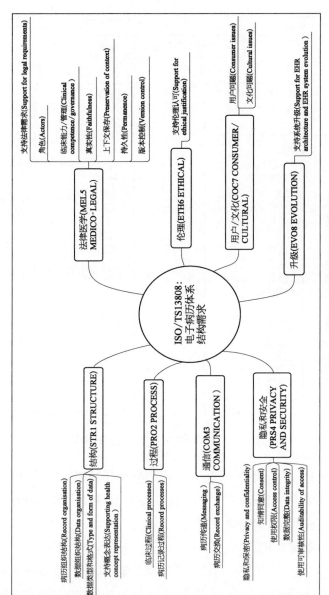

图 2 - 1 ISO/TS 18308 电子病历体系结构需求

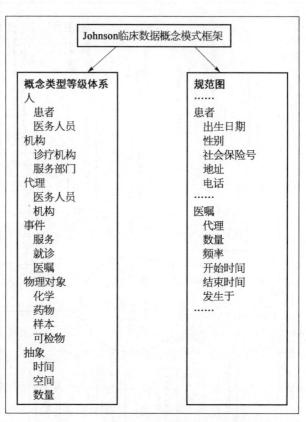

图 2-2　Johnson 临床数据概念模式框架

　　从这一时期开始,对电子病历信息模型的研究逐步深化,形成了以采用核心数据集方法、模块化方法和两层建模方法建立电子病历信息模型的研究路线。

1. 核心数据集方法

　　形成于较早时期。核心数据集就是电子病历中某领域所必需的,统一标准的基本数据元素集合,又称为最小数据集或最少数据集(minimum data set)[10]。美国自 20 世纪 60 年代末开始就制定了一系列电子病历相关核心数据集[11]，如《统一出院数据集》(Uniform Hospital Discharge Data Set)、《家庭护理最小统一数据集》(Minimum Uniform Data Set for Home Care)、《电子病历核心数据集》(Health Record Core Data Set)、《护理最小数据集》(Nursing Minimum Data Set)等。早期的核心数据集主要是各特定领域制定的最小数据集，虽然它们在特定领域内达到统一化、标准化。但不同领域之间，最小数据集往往存在相同概念数据元素名称、定义等不一致的情况。因此，最小数据集又进一步发展为通用数据集(common data set)，通用数据集就是电子病历系统中各个特定领域都通用、统一的基本数据集。目前许多国家和机构都制定了标准电子病历通用核心数据集。

美国标准 ASTM_E1384 - 07《电子病历内容与结构规程》〔Standard Practice for Content and Structure of the Electronic Health Record（EHR）〕中就建立了电子病历的通用数据模型和通用数据集[11]。ASTM_E1384 - 07 标准从实体(entity)、类别(segment)和数据分类(data categories)三维角度来揭示电子病历元数据的内容结构。核心实体包括患者(patient)、医务人员(provider)、问题(problem)、就诊(encounters)、医嘱(orders)、服务(services)和观察(observations)。ASTM_E1384 - 07 标准将电子病历内容分为 14 个类别，包括人口学(demographics)、法律协议(legal agreements)、费用(financial)、医务人员(provider/practitioners)、问题列表(现病史)(problem list)、免疫(immunizations)、危险因素暴露(exposure to hazardous substances)、家族/生育/累积/牙科护理/病史（既往史）(family/prenatal/cumulative health/medical/dental nursing history)、评估/检查(assessments/exams)、诊疗计划/医嘱

（care/treatment plans and orders）、诊断测试（diagnostic tests）、用药（medications）、预约/事件（scheduled appointments/events）、就诊/事件（encounters/episodes）。14 个主要类别又可从数据分类维度分为管理类和临床类。通用核心数据集按照核心实体维度分类，并与主要类别维度对应（图 2 - 3）。

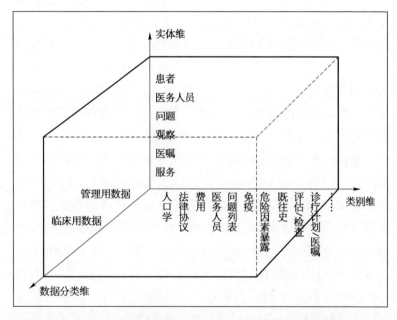

图 2 - 3　ASTM_E1384 - 07 标准中电子病历内容结构图

2. 模块化方法

模块化是标准化的高级形式，它以"模块为基础，综合了通用化、系列化、组合化的特点，解决复杂系统类型多样化、功能多变的一种标准形式"[12]。在医学领域，医学信息量是如此之巨大，远远超出了许多其他领域产生的信息量。对这样海量信息的处理就是计算机系统往往也束手无策。目前就有大量的电子病历信息埋藏在计算机系统中，难以再次利用。而模块化的方法将复杂系统分解为简单的、标准的模块，若干模块可按照一定规则组合为各种复杂系统。正是这种模块化的方法使复杂系统标准化、结构化程度提高，并易于构建，大大提升了计算机处理信息的能力。

早在20世纪90年代初，美国Intermountain Healthcare公司开发的，最早的医院信息系统HELP为了能够发展自然语言处理（natural language processing，NLP）能力，支持异构系统间的数据和知识交换，开始研究被称为事件模型（event model）的一种通用模型[13]，也是模块化模型的早期形式。最初的事件模型主要由事件模板、属性和术语三类实体构成，这些实体以某种特定方式关联着。例如，事件模板包含属性，而一个编码属性可能又来自某个术语集。最重要的实体是事件模板，它是描述临床数据逻辑结构的框架模块，描述事件的属性采用典型的名称-值对表达方式。但这种模型的缺点也越来越明显。描述事件的属性仍然采用早期的固化方式建模；而且事件之间无法形成嵌套关系[14]。在模块化方法的不断发展中，越来越多的研究者和标准化机构开始制定和计划制定表达详细临床模型（detailed clinical model，DCM）的机制。Intermountain Healthcare公司的第三代临床数据模型就是一种DCM的表达和实施策略。第三代临床数据模型最初被称为临床事件模型（Clinical Event Model）[14]，在该模型中，事件（Event）可嵌套一个具体类型，如临床事件（ClinicalEvent）。每一事件包括概念（concept）、修饰词（modifiers）和值与集合选择（a choice between value or set）等元素，也包括实例标识符（instanceIdentifier）和背景控制（contextControl）等元数据属性。

其中,修饰词和集合下可以嵌套更多的事件。临床事件模型进一步发展成为临床元素模型(Clinical Element Model,CEM)[15]。CEM由抽象实例模型(Abstract Instance Model)和抽象约束模型(Abstract Constraint Model)组成。抽象实例模型定义了临床数据实例的结构,抽象约束模型则定义了抽象实例模型中值的限制条件(图2-4)。

韩国建立的临床内容模型(Clinical Content Model,CCM)、苏格兰建立的临床模板(Clinical Templates Scotland,CTS)、荷兰建立的详细临床模型实例(Detailed Clinical Model Instances)都是利用模块化方法建立的电子病历信息模型[8]。在医学信息领域,利用模块化方法建立的电子病历信息模型统称为详细临床模型(DCM)。

3. 两层建模方法(two-level modeling)

两层建模法归根结底也是一种模块化方法,它可以说是模块化方法的延伸。两层建模法构建的信息模型由信息语义层与知识语义层构成。信息语义层就是软件对象模型和数据库模型层,是通用结构,通常被称为参考模型(reference model)或参考信息模型(reference information model),用于构建信息系统结构。参考模型包含最基本,最稳定的信息结构。知识语义层往往应用于特定专业或领域,约束、限定参考模型,具有自身的形式和结构,是专用结构,通常被称为约束模型、原型(archetype)或模板(template),可容纳丰富的、易改变的领域概念[16]。

目前最著名的利用两层建模法建立的标准为openEHR标准和ISO 13606。两种标准都是用参考模型来定义电子病历通用模块中类别的等级结构,而用原型来明确和约束具体模块的结构、名称、数据类型、值域等属性[18]。

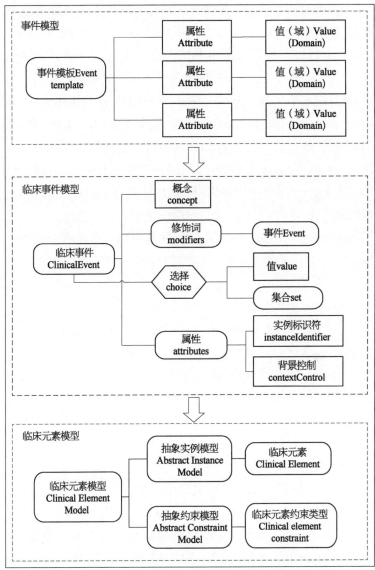

图 2-4 美国 Intermountain Healthcare 公司电子病历模块化模型发展

openEHR 是一个非营利的开放电子病历体系结构规范,它起源于 1991 年开始的欧洲 GEHR(Good European Health Record)项目。GEHR 的最初目的是促进欧洲电子病历体系的整合。1996 年澳大利亚研究者将国际电子病历成果纳入 GEHR 项目,并且提出两层建模方法。1996 年 GEHR 项目更名为"Good Electronic Health Record",简称仍为 GEHR。1999 年,在 GEHR 基础上成立起 openEHR 项目,它由英国伦敦大学学院(University College London,UCL)的卫生信息中心(Centre for Health Informatics,CHIME)和澳大利亚 Ocean Informatics 公司创办[19]。

openEHR 的信息语义层称为参考模型。参考模型层包括核心(core)、模式(patterns)和领域(domain)3 个部分。它的核心部分由数据结构信息模型(Data Structures Information Model)、数据类型信息模型(Data Types Information Model)和支持信息模型(Support Information Model)等组成;模式部分包括安全信息模型(Security Information Model)和通用信息模型(Common Information Model);领域部分包括电子病历信息模型(EHR Information Model)、电子病历摘要模型(EHR Extract Information Model)等。其中电子病历信息模型是参考信息模型层中最关键的部分,它定义了电子病历信息的抽象结构和语义[20]。

openEHR 的知识语义层也即原型模型(Archetype Model),定义了原型(Archetype)和模板(Template)的结构和语义。包括原型定义语言(Archetype Definition Language,ADL)、原型对象模型(Archetype Object Model,AOM)和原型配置文件(openEHR Archetype profile,oAP)[20]。

openEHR 是一个构建电子病历体系的抽象框架标准。它没有也不可能定义原型和模板具体的信息内容,而只是定义了原型和模板的抽象结构和语义规则[20]。依据 openEHR,研究人员已经设计出 132 个电子病历原型[20,21]。比如常用的不良反应、患者主诉、影像检查等电子病历原型。由于这些原型的定义和应用,方便了电子病历数据的信息共享与利用。

除了参考模型和原型模型外,openEHR 规范还包括服务模型(Service Model,SM)来容纳虚拟电子病历 API(Virtual EHR API)、电子病历服务模型(EHR Service Model)、原型服务模型(Archetype Service Model)、术语接口模型(Terminology Interface Model)等定义电子病历环境下的基本服务[22](图 2-5)。

以上采用两层建模法建立的电子病历信息模型都是既包括参考模型又包括原型模型。另外,还有一类两层建模法标准是表达信息语义层的参考模型和表达知识语义层原型或模板分开建立。如 HL7 组织发布的 HL7 RIM 就是一个有关电子病历的参考模型标准[23]。HL7 RIM 采用业务角度(business view)的模型方式,将健康和诊疗相关信息分为 3 个最基本的主题区(Subject area):行为区(Acts)、实体区(Entities)和职能区(Roles),其核心部分为 6 个"主干(back-bone)"类和它们的结构化属性。6 个"主干"类为:行为(Act)、参与(Participation)、实体(Entity)、职能(Role)、行为关系(ActRelationship)和职能关系(RoleLink)(图 2-6)。

模块方法中,美国 Intermountain Healthcare 公司建立的 CEM 就属于知识语义层的原型模型[17]。其中抽象实例模型就是表达医学数据实例的通用结构;抽象约束模型则定义抽象实例模型中值的约束规则(图 2-7)。

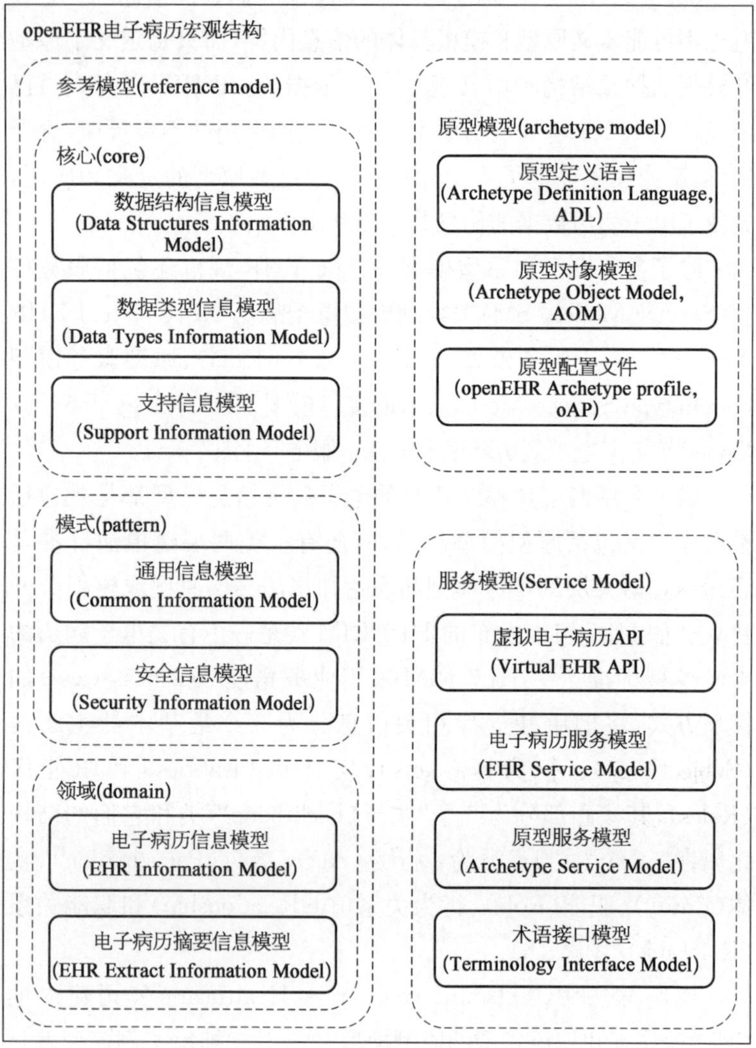

openEHR电子病历宏观结构

参考模型(reference model)

核心(core)

数据结构信息模型
(Data Structures Information
Model)

数据类型信息模型
(Data Types Information Model)

支持信息模型
(Support Information Model)

模式(pattern)

通用信息模型
(Common Information Model)

安全信息模型
(Security Information Model)

领域(domain)

电子病历信息模型
(EHR Information Model)

电子病历摘要信息模型
(EHR Extract Information Model)

原型模型(archetype model)

原型定义语言
(Archetype Definition Language,
ADL)

原型对象模型
(Archetype Object Model,
AOM)

原型配置文件
(openEHR Archetype profile,
oAP)

服务模型(Service Model)

虚拟电子病历API
(Virtual EHR API)

电子病历服务模型
(EHR Service Model)

原型服务模型
(Archetype Service Model)

术语接口模型
(Terminology Interface Model)

图 2-5　openEHR 电子病历宏观结构

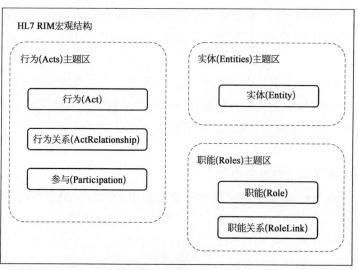

图 2-6 HL7 RIM 宏观结构

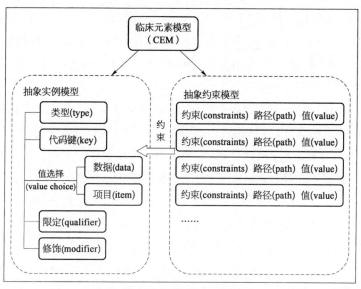

图 2-7 临床元素模型结构图

中国颁布的《电子病历基本架构与数据标准（试行）》也主要采用了模块化的方法建立起电子病历的通用结构和数据内容。

电子病历信息模型的研究初期，研究者主要考虑到电子病历在诊疗过程中的利用。随着电子病历信息模型研究的不断成熟，在研究中，越来越多考虑到电子病历的二次利用问题。

四、电子病历信息模型语法

循证医学信息语法模型构建过程中，XML 是最常用的置标语言。电子病历需求标准 ISO/TS 18308 在通信需求类下的病历交换中指出电子病历体系应该通过 XML 等语言支持数据互操作[3]。目前几乎所有的电子病历信息模型标准均采用 XML 模式来建立结构化的计算机格式，从而形成 XML 文档。如国际标准《HL7 临床文档结构》（HL7 Clinical Document Architecture，HL7 CDA）、美国 ASTM_E2369 - 05《连续医疗记录标准规范》［Standard Specification for Continuity of Care Record（CCR）］、ASTM_E1384 - 07 等。

HL7 CDA 是规范说明用于交换的临床文本语义结构的置标标准，它采用 XML 置标语言，并且在 HL7 RIM 基础上构建起来[24]。整个 CDA 文本呈等级体系，封装于顶层文档类（document-level）置标符＜ClinicalDocument＞中。＜ClinicalDocument＞下分为文档头＜header＞和文档体＜body＞。文档体中又嵌套下一级节类（section-level），节类采用置标符＜section＞封装，它由＜text＞所包含的文本说明和若干下级的节类或类目类（entry-level）组成，条目类采用置标符＜entry＞封装，条目类下又可以包括若干下级的条目类。下级条目类对应的置标符根据不同的条目类的名称而设置。如观察条目类的置标符设置为＜observation＞（图 2－8）。

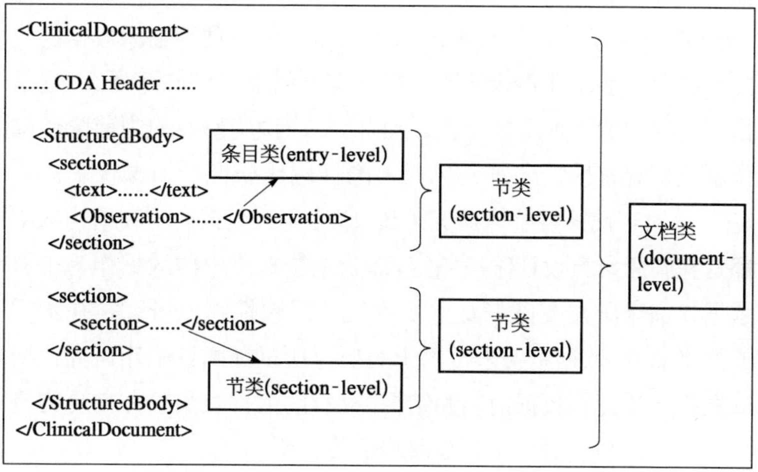

图 2－8　HL7 CDA 的 XML 结构图

第二节　临床研究信息模型研究

一、临床研究相关概念及背景

临床研究的实质内容就是将研究对象重要特征进行分组比较研究[25]。临床研究主要从 17 世纪的科技革命开始发展起来。在流行病学领域，临床研究通常被分为两大类：观察性临床研究和试验性临床研究（后者又称为临床试验研究）。观察性临床研究是指研究者无法控制各项临床条件的研究；临床试验研究则是研究者可以明确规定各项临床条件的研究，如试验的分组方法、介入方法等。

　　在临床研究信息体系这一范畴,则多将临床研究分为前瞻性临床研究(prospective clinical research)和回顾性临床研究(retrospective clinical research)。这样区分有利于临床数据的收集与提取。前瞻性临床研究主要指有严格监管的临床研究,它是临床研究中的一种重要类型,所有的临床试验研究均为前瞻性临床研究。观察性临床研究包括前瞻性临床研究和回顾性临床研究[25]。对于前瞻性临床研究来说,临床研究数据内容和结构通常都是在临床研究设计阶段制定,部分电子病历中的数据作为来源数据在临床研究中仍需要重复收集。回顾性临床研究往往不需要严格监管,数据主要来自电子病历。所以前瞻性临床研究比回顾性临床研究在数据内容和结构的设计、数据收集等方面更为复杂。本书的临床研究主要指前瞻性临床研究。

　　目前,电子数据采集系统(electronic data capture, EDC)是用于临床研究的重要工具,是主要的临床研究信息系统。据2003—2004年的统计,有27%~30%的临床试验研究采用了EDC[2]。而在中国约90%的临床研究仍然主要依靠人工收集并提交临床数据[26]。

　　随着越来越多的临床数据从EHR中提取出来,将EHR和EDC整合起来或将EHR应用于临床研究的理论和实践已经成为循证医学信息学领域的重要内容[2]。

二、临床研究信息模型需求分析

　　临床研究信息模型主要指前瞻性临床研究信息系统或数据库中,概念及其关系、约束、规则等的结构化表达。前瞻性研究,尤其是临床试验研究,在国际上有着严格标准规范进行管理,在实施过程中有一系列相应的标准来保证。国际组织临床数据交换标准协会（Clinical Data Interchange Standards Consortium，CDISC）发布了在研究数据收集形成病例报告表（case report form，CRF）的过程中的《临床数据收集统一标准》（Clinical Data Acquisition Standards Harmonization，CDASH）以及在研究数据表向管理机构提交时的《研究数据表模板》（Study Data Tabulation Model，SDTM）[27,28]。临床研究信息系统项目在设计信息模型时，首先也是分析项目的设计目的和需求。例如，奥地利维也纳大学在其开发的临床试验数据管理 ArchiMed 项目时，提出了高效的临床研究数据管理系统的任务是：设计临床研究数据库、设计电子 CRF、入选患者、收集数据和统计分析。

　　临床研究信息模型的需求研究没有形成国家层面或是国际层面的相关标准。只是在 CDASH 标准中，采用最佳实践法分析了创建临床研究数据收集工具——CRF 的 8 项推荐建议[27]。一是只收集必要数据。必要数据回答临床研究协议问题并提供安全数据。二是实施控制。CRF 的设计、打印、分发过程以及未用 CRF 的审计都必须进行监控。三是充分评估。制定数据工具的团队必须参与临床研究协议的制定。四是考虑本地工作流程。制定数据工具的团队必须考虑本医疗机构的工作流程和标准化诊疗。五是采用标准。在数据收集环境下，必须遵循标准才能使收集数据达到一致性。六是数据清晰。数据收集方式不能出现偏倚和误差，病例报告表中的问题必须清楚定义。七是可被翻译。CRF 可被翻译为其他语种，但其他语种的病例报告必须遵循同样的制定过程。八是制定完善的指南。CRF 中的字段一般应该简洁、清楚。但如果需要额外说明，则详细说明需要写入指南。在这 8 项数据收集推荐建议下，CDISC 提出了临床研究数据收集时 16 个范畴类目下的常用数据集。

三、临床研究信息模型语义结构

临床研究信息模型语义结构的研究与电子病历信息模型语义结构的研究发展基本一致。在 20 世纪末和 21 世纪初,临床研究系统逐步开始采用实体属性值(entity-attribute-value,EAV)的数据模型。信息模型的模块化方法正是在这种数据模型下才得以实施。与早期的二维数据表中每一行为一条记录,每一列为一个属性的传统表示方式不同,EAV 模式中,数据表采用实体、属性、值三列来描述数据概念[29]。这种模式对解决临床数据动态、稀疏和异构的特点非常有效。

耶鲁大学医学信息中心研发的 TrialDB 临床研究系统信息模型类似于电子病历信息模型的两层结构。TrialDB 信息模型包括数据模型和元数据模型(metadata model)[30]。EAV 数据模型采用实体、属性、值的三元组结构。其中,实体可以为临床研究事件、患者、CRF、访视等,通常用实体标识符(Entity ID)代替具体实体;属性表达实体的参数或特征,通常用属性标识符(Attribute ID)代替具体属性;值(value)对应于属性的取值。元数据模型中的元数据主要对 EAV 数据模型中的具体实体和属性数据进行描述和约束[31]。例如,实体在元数据模型中采用实体标识符、实体名称、实体描述等来表达;属性在元数据模型中采用属性标识符、属性名称、属性定义、数据类型等来表达(图 2 - 9)。

i2b2 中心(Informatics for Integrating Biology and the Bedside)是美国国立卫生研究院资助的七大国立生物医学计算中心之一。该中心致力于建立整合临床研究数据和基础研究数据的信息框架[32]。i2b2 的软件模块框架被称为 i2b2 蜂房(i2b2

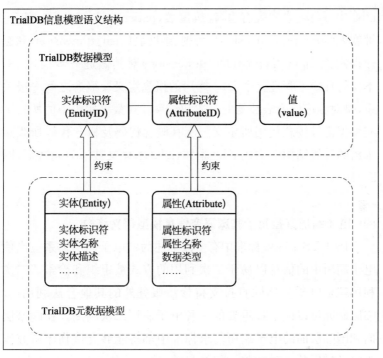

图 2-9 TrialDB 信息模型语义结构

Hive),i2b2 蜂房中的每一功能单元则被称为 i2b2 蜂室(i2b2 Cell),它是 i2b2 蜂房的基本模块。i2b2 蜂房由 15 个蜂室组成[33]。i2b2 有两个与信息模型有关的蜂室,一个是数据存储库蜂室(Data Repository Cell),又称为临床研究表(Clinical Research Chart,CRC),另一个是本体管理蜂室(Ontology Management Cell,ONT)。临床研究表采用星型数据模式(star schema),该模式包含一个观察事实表和多个维度表[34],形成一个星型结构。该星型结构依然采用 EAV 模式。i2b2 中事实表又称为观察_事实表(observation_fact table)。维度表相当于事实表的属性。在

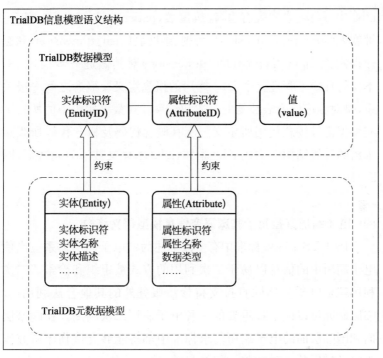

i2b2 中,观察_事实表有患者_维度表(patient_dimension)、概念_维度表(concept_dimension)、访视_维度表(visit_dimension)和医疗提供者_维度表(provider_dimension)对其做进一步描述[34]。本体管理蜂室管理整个 i2b2 蜂房的概念定义及概念之间等级关系,是对临床研究表数据的描述和约束。观察事实表中的所有事实数据都被概念代码所定义。所有概念代码及概念代码所表达术语的等级结构就构成 i2b2 本体,i2b2 本体又被称为元数据(图2 - 10)。

四、电子病历直接用于临床研究信息模型语义结构

ISO/TS 18308 标准中有一段陈述为:"电子病历体系应当使电子病历中的信息以易于二次利用的方式被组织和检索。"二次利用就是电子病历除直接支持诊治服务外的其他合法利用[3]。临床研究可以说是最重要的一种电子病历二次利用。在国家层面和国际层面的电子病历需求标准中都将能够支持临床研究作为电子病历的一项功能。但是目前,这一功能并没有很好实施,主要是由于前瞻性临床研究对数据利用权限,数据跟踪审计、数据结构化和数据本身质量都有着很高的要求,电子病历系统还难以达到这样的要求。因此目前电子病历系统和临床研究系统通常都是独立设计和开发的,它们之间是不能互操作的。部分电子病历系统采用 NLP 等数据挖掘技术来为回顾性临床研究提供临床数据。而有着严格监管的前瞻性临床研究虽然也需要大量的来自电子病历的临床数据,但由于多数电子病历系统在设计最初没有考虑到支持前瞻性临床研究,临床数据需要从电子病历系统中再次录入到临床研究系统,或是临床研究系统独立收集临床信息。这一现状增加了数据录入的工作量,增加多次数据录入的错

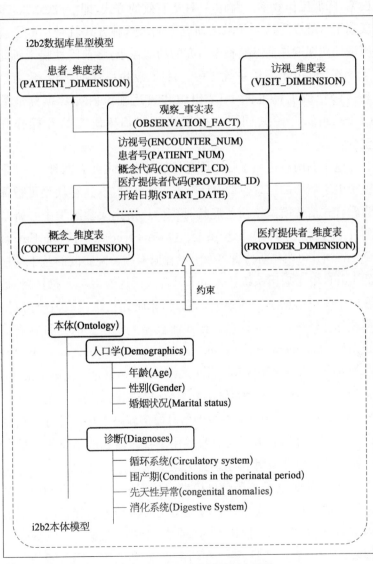

图 2-10 i2b2 信息模型语义结构

误率,降低工作效率。因此,一种更有效的方式,即"一次录入,多次利用",就成为这一领域的研究方向。这种方式就是在电子病历设计初期增加前瞻性临床研究的功能需求,将前瞻性临床研究系统整合到电子病历系统之中。目前,就国际层面来说,致力于表达诊疗数据标准的 HL7 组织和表达临床研究数据标准的CDISC 组织开始共同研究电子病历和临床研究的互操作和整合[2]。

电子病历直接用于临床研究的信息模型主要有两种,一种是整个电子病历的信息模型设计考虑到临床研究,这种模型可被称为融合式信息模型。荷兰鹿特丹市伊拉斯谟大学医学中心研制的开放式结构数据录入系统(Open Structured Data Entry,OpenSDE)和瑞典斯德哥尔摩卡罗林斯卡医学院研制的基于模板的 Julius 电子病历系统就采用了融合式信息模型[35,36];另一种是在电子病历信息模型基础上,增加临床研究信息模块,这种模型可被称为外挂式信息模型。德国海登堡大学建立的儿科肿瘤记录系统(documentation system for pediatric oncology,DOSPO)中的 eardap (an extensible architecture for using routine data for additional purposes)和美国国立卫生研究院建立的电子病历系统NG EMR(NextGen EMR)中的信息模型就是采用的外挂式信息模型[37,38]。而所有电子病历直接用于临床研究的信息模型的共同特征是它们都采用了两层建模法。

OpenSDE 电子病历信息模型包括 EAV 数据模型和被称为领域模型的元数据模型。领域模型实质就是表达知识语义层的约束模型,它是定义、描述和约束数据模型的关键[35]。OpenSDE领域模型由概念、背景、属性和约束组成,概念之间呈等级树状结构(图 2-11)。

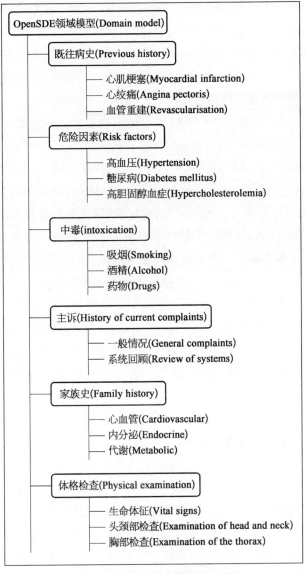

图 2-11 OpenSDE 领域模型结构

OpenSDE 领域模型按照传统电子病历的记录方式,将模型中的顶层概念分为:既往病史、危险因素、中毒、主诉、家族史、体格检查等大类,每个大类下容纳若干级别的下位概念。例如,体格检查的下位概念"生命体征"中又包括身高、体重、体温、血压等概念。每个概念都由属性进行定义、描述和约束。

德国海登堡大学 DOSPO 中 eardap 由 4 个部分组成:术语管理系统(terminology management system,TMS)、核心系统(core system)、特定研究模板(research-specific modules)和模板制作工具(module generation tool)[37]。TMS 也被称为元数据系统,它是两层模型中的约束模型,它定义、描述和约束供核心系统和特定研究模板使用的术语概念。核心系统拥有一套常规数据的最小基本数据集。收录诊疗记录、报告记录、管理记录、数据交换和数据分析等信息,所有数据项均来自术语管理系统中的参考术语集。特定研究模板是为特定临床研究需要而建立的数据集,它是核心系统的扩展,所有数据来自 TMS 中的特定研究术语集。模板制作工具分为两部分,一部分是收录特定临床研究数据模板的数据库生成器,另一部分是建立临床研究 CRF 的表格生成器(图 2-12)。

五、临床研究信息模型语法

大多数临床研究信息系统都采用 XML 作为信息表达和查询的规范。在国际层面,CDISC 制定了一系列有关临床研究的 XML 表达规范。首先是临床研究可操作数据模型(Operational Data Model,ODM)。它是一个用于交换和存储临床试验数据的 XML 模式文件。在 ODM 模型中,临床试验数据由各种实体(entity)组成,包括受试者(subject)、研究事件(study event)、表

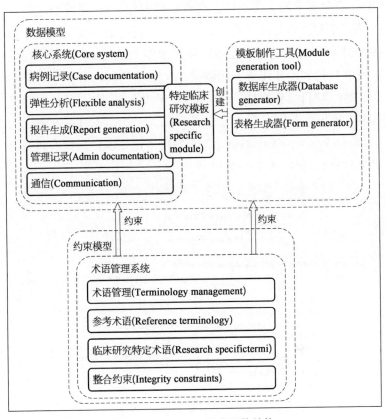

图 2-12 Eardap 信息架构结构

单(form)、项目组(item group)、项目(item)、注释(annotation)和元数据(metadata)等实体[39]。项目是独立的临床数据项,若干项目成项目组。项目组通常是一组会共同被分析的项目的集合,是项目的上位实体。若干项目组构成表单。表单类似于纸质CRF 的一页,或一个计算机 CRF 界面,是项目组的上位实体。研究事件是一套可以复用的表单集合,它通常对应于研究数据收集

41

事件,它是表单的上位实体。在临床研究中,一个研究会包括一个或多个对计划受试者的访视。一个访视可能对应一到多个研究事件,而一个研究事件也可以被用于多个访视。注释是对以上其他实体的评语和注解。元数据定义和描述临床研究中研究事件、表单、项目组和项目。ODM 的临床数据实例文件通常采用置标符＜ClinicalData＞、＜SubjectData＞、＜StudyEventData＞、＜FormData＞、＜ItemGroupData＞和＜ItemData＞对不同级次的实体进行封装(图 2-13)。

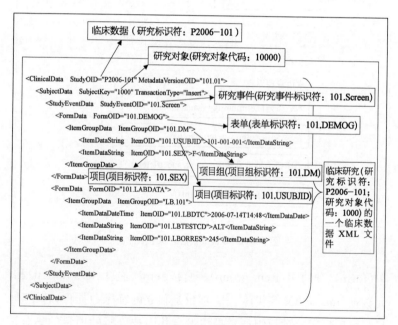

图 2-13　ODM 临床数据实例文件片段

在 ODM 基础上,CDISC 组织还制定了临床研究设计模型 XML 表达方案(CDISC Study Design Model in XML, SDM-

XML)和 XML 格式的病例报告表数据定义标准(Case Report Tabulation Data Definition Specification,又称为 define. xml)[40,41]。

第三节　临床实践指南信息模型研究

一、临床实践指南相关概念及背景

美国儿科学会 1938 年出版的《传染性疾病红皮书》被认为是世界上第一项临床实践指南[42]。早期的指南多是专家组或个人根据经验和总结制定的,缺乏循证医学的系统评价方法。20 世纪 70 年代末 80 年代初,得益于循证医学的确立和发展,临床实践指南引入了循证医学的研究和评价方法,指南的制定更加客观、科学。如《内科学年鉴》(*Annals of Internal Medicine*)1982 年发表的《肺炎球菌疫苗:临床疗效和有效性》就是应用循证医学相关研究方法制定的最早临床实践指南之一[43]。临床实践指南的出现也是科学方法在医学实践应用的一个结果[44]。20 世纪 90 年代初期,临床实践指南的发展在美国受到足够的重视。1989 年 11 月美国国会通过公法 101 - 239 赋予公共卫生署(Public Health Service)领导建设和评估临床实践指南的新职责[45]。

在英文中临床实践指南也有多种名称,常用的如:medical guideline、clinical guideline、clinical protocol 或 clinical practice guideline。1990 年,美国医学研究所(Institute of Medicine, IOM)给出了临床实践指南较为权威的定义:临床实践指南是系统制定的陈述,用以在特定临床环境中帮助医务人员和患者做出正确诊治决策[46]。2011 年，IOM 将该定义升级为：临床实践指南是通过对临床证据的系统评价和各种替代疗法的分析评估而推荐的优化患者诊疗的陈述。根据 2007 年的统计，国际指南网络数据库（Guidelines International Network database）收录了来自 39 个国家的 3 700 项临床实践指南[42]。

　　临床实践指南多是以文本的形式出现，20 世纪末和 21 世纪初，临床实践指南开始实现计算机化。1998 年美国斯坦福大学医学信息部研发的指南交换框架（GuideLine Interchange Format，GLIF）和 2000 年耶鲁大学医学信息中心研制的指南元素模型（Guideline Elements Model，GEM）就是两项具有国际影响力的临床实践指南信息模型。中国目前的临床实践指南仍然以文本形式为主。解放军总医院利用 GLIF 对《中国脑血管病防治指南》的计算机化进行了研究[47]。

二、临床实践指南信息模型需求分析

　　临床实践指南信息模型主要指计算机化临床实践指南中，概念及其关系、约束、规则等的结构化表达。临床实践指南的生命周期包括四个阶段：制定指南、发布指南、实施指南和修改指南。计算机化临床实践指南信息模型的功能需求根据其生命周期的流程来建立。理想的临床实践指南信息模型应该具备的功能是：全面的，能表达临床实践指南每个阶段的所有知识；表达充分的，能传递临床医学的复杂性和细微性；灵活的，能表达不同级别不同粒度的各类临床实践指南；可理解的，各类用户都能够表达或是理解临床实践指南中的知识点；可共享的，采用 XML 表达和置标临床实践指南中的知识；可复用的，临床实践指南生命周期的每一个阶段都可以复用[48]。

GEM 是表达临床实践指南文本各个部分的模型,它提供将自然语言编制的临床实践指南文本转换为计算机可处理的格式模板[49]。GEM采用文献保证法建立起核心元素需求体系。该需求体系由三类概念组成。第一类是有关指南制定和评估(guideline development and evaluation)的概念。根据 IOM 制定的评估临床实践指南暂行工具,它定义了标准的临床实践指南应有的 7 个属性。第二类是有关指南发布(guideline dissemination)的概念。根据美国国家指南交流中心(National Guideline Clearinghouse, NGC)制定的指南属性分类方案(Classification Scheme),GEM的指南发布概念定义了 16 个关键属性,用以表达指南主要内容,有助于检索和查询 NGC 网站的指南信息和进行指南间的比较分析。第三类是有关指南建议实施的概念(implementation of guideline recommendations)。从增强决策表模型(Augmented Decision Table Model)中提取属性,以表达不同来源的指南,涉及多主题的指南,以及既采用证据法又采用专家共识法制定的指南[48](图 2 - 14)。传统决策表模型表达规则集合(rule set),主要由决策变量和医疗行为组成。各种病情的结果对应不同的医疗行为措施。增强决策表模型是在传统决策表模型的基础上,增加对各种检查和医疗行为的详细解释说明,决策变量和医疗行为的费用,指南建议的益处和风险提示,指南建议的证据质量和来源等[49]。

　　GLIF 的设计不仅考虑到理想临床实践指南信息模型应该具备的全面、表达充分、灵活、可理解、可共享、可复用的功能,还考虑到其在决策支持系统中的可执行力和与临床信息系统和临床工作流程的整合性。GLIF 的需求研究采用最佳实践法分析了当时 4 个现有临床实践指南系统的共同点和特征,提出了

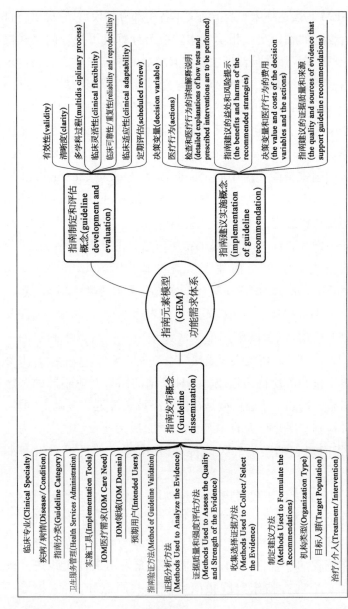

图 2-14 GEM 需求体系

GLIF 模型的 9 个表达需求,包括:分支逻辑用于复杂指南表达(Representation of Complex Guidelines with Branching Logic)、患者数据元素表达(Representation of Patient Data Elements)、纳入标准表达(Representation of Eligibility Criteria)、进入指南起始点表达(Representation of a Starting Point)、诊疗行为表达(Representation of Actions)、诊疗行为后选择表达(Representation of Options That Follow an Action)、诊疗行为过程标准表达(Representation of Criteria for Proceeding)、诊疗行为分解(Decomposition of Actions)和指南资源链接(Links to Guideline Resources)[50](图 2 - 15)。

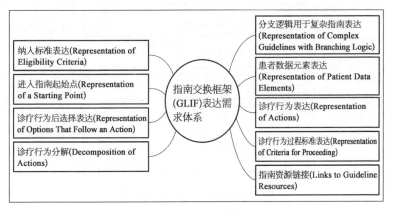

图 2 - 15 GLIF 表达需求体系

三、临床实践指南信息模型语义结构

GEM 在需求研究基础上建立起等级式的语义结构,并于 2012 年成为美国材料实验协会标准 ASTM_E2210 - 12《指南元素模型第三版标准规范——临床实践指南文本模型》[Standard

Specification for Guideline Elements Model version 3（GEM Ⅲ）— Document Model for Clinical Practice Guidelines］[48]。以指南文本为根目录,其下设立的一级类目为：标识(Identity)、制定者(Developer)、目的(Purpose)、预期用户(Intended Audience)、制定方法(Method of Development)、目标人群(Target Population)、知识构件(Knowledge Components)、测试(Testing)、修改计划(Revision Plan)和实施计划(Implementation Plan)等 10 个一级类目(图 2-16)。每个一级类目下还可包括更细化的等级类目和元素[51]。

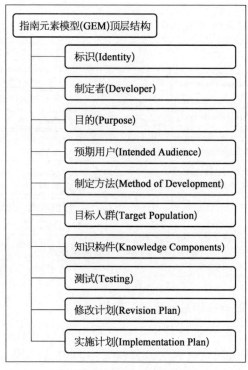

图 2-16　GEM 顶层结构

例如,一级类目——标识(Identity)下又包括指南名称(Guideline Title)、引用(Citation)、GEM 简史(GEMCut History)、发布时间(Release Date)、可获得性(Availability)、状态(Status)、配套文件(Companion Document)、改编(Adaptation)、结构化摘要(Structured Abstract)等元素。

GLIF 与 GEM 最大的不同就是,GLIF 增加了逻辑算法表达和按时序的流程表达,拥有了计算机决策处理的能力。GLIF 第三版(GLIF3)的核心模型是指南步骤(Guideline_Step)的流程表,它包括:决策步骤(Decision_Step)、行为步骤(Action_Step)、分支步骤(Branch_Step)、同步步骤(Synchronization_Step)和患者状态步骤(Patient_State_Step)[52](图 2-17)。决策步骤类表达

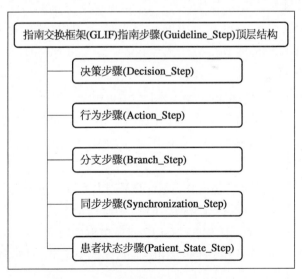

图 2-17　GLIF 指南步骤(Guideline_Step)
　　　　顶层结构

指南中的决策点,决策步骤类等级体系提供不同的决策模型。行为步骤类是对建议的行为和任务的模型化。分支步骤类和同步步骤类是共同使用的,它们的作用是在指南中模型化多个同时发生的路径。患者状态步骤类表达患者的临床状态和特征。为了使计算机化的临床实践指南与电子病历系统和临床工作流程整合,GLIF3 中结构化数据模型部分就是基于电子病历标准 HL7 RIM 建立的[52]。

四、临床实践指南信息模型语法

临床实践指南的两大信息模型 GLIF 和 GEM 均采用 XML 作为表达模型语法的语言。GEM 模型中的所有类目都有对应的置标符,按照 GEM 模型的等级结构形成 XML 实例文件。文件的根目录为指南文本对应的<GuidelineDocument>,其第一级类目标识类<Identity>中的下位类目的 XML 置标符就分别为<GuidelineTitle>、<Citation>、<GEMCutHistory>、<ReleaseDate>、<Availability>、<Status>、<Companion Document>、<Adaptation>和<StructuredAbstract>。例如,一个名为"极低出生体重儿坏死性小肠结肠炎循证医学指南"的临床实践指南,其 GEM 标识类目的 XML 文件片段如图 2 - 18 所示[48]。

基于 GLIF3 的指南在 XML 的基础上更近一步采用 RDF 语言来对指南进行保存和交换。RDF 中有一个显式实体模型来表达实体语义,如实体、属性。GLIF 实体模型的数据结构和元数据定义在 RDF 模式中,RDF 采用 XML 作为交换和处理元数据的通用语法[52]。

```
<GuidelineDocument>
    <Identity>
        <GuidelineTitle>
            Evidence-based care guideline for necrotizing enterocolitis (NEC) among very low birth
                weight infants
        </GuidelineTitle>
        <Citation>......</Citation>
        <GEMCutHistory>......</GEMCutHistory>
        <ReleaseDate>
            2005 Jul 14 (revised 2010 Oct 7)
        </Releas eDate>
        <Availability>
            Electronic copies: Available from the Cincinnati Children's Hospital Medical Center
        </Availability>
        <Status>
            This guideline updates a previous version: Cincinnati Children's Hospital Medical Center.
            Evidence-based care guideline for necrotizing enterocolitis (NEC) among very low birth
            weight infants. Cincinnati (OH): Cincinnati Children's Hospital Medical Center: 2007 Feb.
            12 p.
        </Status>
        <CompanionDocument>
            Evidence-based care guideline development and update process. Cincinnati (OH):
            Cincinnati Children's Hospital Medical Center: 2006 Mar. 35 p. Available from the
            Cincinnati Children's Hospital Medical Center Web site
        </CompanionDocument>
        <Adaptation>
            Not applicable: The guideline was not adapted from another source
        </Adaptation>
        <StructuredAbstract>...<StructuredAbstract>
    </Identity>
    ......
</GuidelineDocument>
```

图 2‑18　GEM 模型标识类目的 XML 文件片段实例

第四节　临床路径信息模型研究

一、临床路径相关概念及背景

　　医疗实践活动可以用"零碎"（fragmented）一词来形容。而要减少这种分散的、零碎的行为,就是要制定标准化的诊疗方案,使得医疗提供者、支付者、患者都可从有效医疗中获益。临床实践指南和临床路径是标准化医疗的两个重要方式[53]。也是临床证据实践的两个重要环节。

临床实践指南是对诊断和治疗的原则性建议的声明和陈述,它不包括入院前、在院中和出院后医务人员的医疗行为和责任。指南多由临时专家组制定,修改周期较长。临床路径则是一个特定疾病过程从处理前、处理中和处理后一系列详细流程方案,包括对患者诊治负责的所有服务和人员。路径多由医疗机构相关人员组制定,并在持续质量改进和全程质量管理控制下,得以不断完善[53]。因此,对于临床证据实践的这两个环节,临床路径更具有可操作性和实用性。

20 世纪 80 年代,研究人员将工程领域的关键路径管理技术引入医学领域而构建起临床路径来管理患者诊疗过程[54]。截至 2003 年,美国有 80% 以上的医疗机构都采用了临床路径[55]。截至 2017 年第一季度,中国共制定下发了 30 个专业 1 212 个病种的标准临床路径,并在 7 000 多家医院开展临床路径管理试点[56]。

临床路径的英文术语有各种表达,常用的就有 critical pathway、clinical pathway、integrated care pathway、care pathway、care map 等。尽管临床路径已经得到广泛应用,但对临床路径的目的认识和临床路径的实施途径一直没有达成共识,有关临床路径的定义更是多达 80 多种[57]。目前影响较广泛的有欧洲路径学会(European Pathway Association)和澳大利亚昆士兰政府的临床路径委员会(Clinical Pathways Board)制定的定义[58,59]。欧洲路径学会制定的定义为:

A care pathway is a complex intervention for the mutual decision making and organisation of care processes for a well-defined group of patients during a well-defined period.

临床路径是在明确的时间,为明确的患者组进行共同决策和诊疗过程管理的综合干预。

该临床路径的定义特征包括:

(1)基于临床证据、最佳实践、患者期望和特点等目的和关键元素的明确声明。

(2)便于医疗团队和患者及家庭交流。

(3)协调诊疗过程。

(4)便于记录、监控和评估变异与结果。

(5)判断合适的资源。

临床路径的目的是通过改善患者结果,提高患者安全度,增加患者满意度和优化资源利用来增强持续医疗质量。

澳大利亚昆士兰政府的临床路径委员会制定的定义为:

Clinical pathways are standardised, evidence-based multidisciplinary management plans, which identify an appropriate sequence of clinical interventions, timeframes, milestones and expected outcomes for an homogenous patient group.

临床路径是标准的、循证的、多学科管理计划,它明确了同类患者群的临床干预、时间表、转折点以及预期结果等的合理序化。

定义较完整和全面地概括出临床路径的特征、目的和结果。

临床路径流程文本和临床路径表是临床路径的重要内容。临床路径流程文本相当于一个面向具体医疗单位或机构的，针对某病种的时序化诊疗文本方案。临床路径表一般是"以时间为横轴，诊疗项目为纵轴的表格，将临床路径确定的诊疗任务依时间顺序以表格清单的形式罗列出来"[60]。临床路径信息模型是指可结构化和计算机化的临床路径表信息模型。

　　对临床路径计算机化的研究始于 20 世纪 90 年代[61]。目前，语义网络技术和本体技术已经在临床路径计算机化的研究中有所应用[62,63]，并且临床路径与电子病历的结合也成为领域内的研究热点[64,65]。

二、临床路径信息模型需求分析

　　临床路径信息模型主要指计算机化临床路径中，概念及其关系、约束、规则等的结构化表达。早期的临床路径信息模型需求分析研究主要是针对运用于计算机环境的纸质版临床路径而非真正的计算机化临床路径。2008 年，日本学者 Shunji Wakamiya 和 Kazunobu Yamauchi 采用用户访谈法建立起计算机化临床路径的标准功能需求模型[61]。研究从完全纸质版临床路径的使用分析开始；然后收集用户对完全纸质版临床路径改进需求；分析计算机环境下纸质版临床路径使用情况；收集用户对计算机环境下纸质版临床路径改进需求；最后提出标准的计算机化临床路径功能需求。整个需求分为 6 个大类：显示（displaying）、记录（recording）、医嘱（ordering）、编辑（editing）、变异（variance）和统计（statistics）（图 2 - 19）。

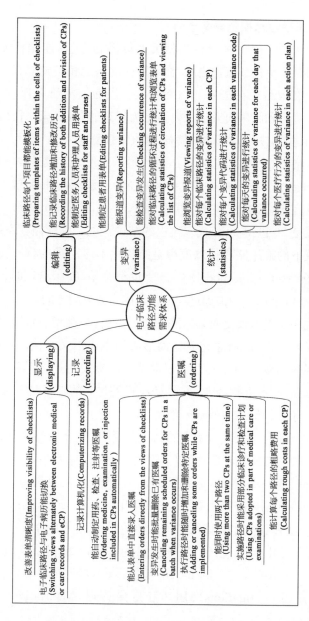

图 2 - 19 电子临床路径功能需求体系

三、临床路径信息模型语义结构

临床路径一般由医疗机构相关人员组制定,本地化特征明显。不同医疗单位和机构之间,临床路径的制定和实施都有所不同。因此临床路径在国家和国际标准化层面上的研究比较少。比之电子病历和临床研究信息模型更为复杂的是,临床路径信息模型可构建按时序的步骤模型和选择决策模型。

临床路径的计算机化经历了两个阶段,第一个阶段是 20 世纪 90 年代初建立了基于纸质版的临床路径管理系统,这种系统下的临床路径信息模型是线性顺序模型(linear sequential model)。第二个阶段是 20 世纪 90 年代末建立的结构化电子临床路径系统,这种系统下的临床路径信息模型是结构化临床路径的状态转移模型(state-transition model)[61]。21 世纪开始,临床路径的结构化,以及与电子病历和护理过程的整合成为研究的方向。

线性顺序模型就是对临床路径知识点(行为类型、行为权限、语义单元和关系)的概念化表达而形成的本体语义结构。目前,临床路径表的线性顺序模型比较常见。如澳大利亚昆士兰政府制定的临床路径、菲律宾 Medical City 医院建立的临床路径、我国颁布的临床路径标准中的临床路径等。

澳大利亚昆士兰政府制定的临床路径(以非介入治疗 ST 段抬高心肌梗死临床路径为例)包括管理计划和临床路径表[66]。其中临床路径表与中国的临床路径表对应。非介入心脏设施 ST 段抬高心肌梗死临床路径表的结构框架如图 2 - 20 所示,临床路径主要内容包括不随时间变化的信息和随时间变化的信息。其中不随时间变化的信息包括基本信息(demographics)、程序(procedure)、出院表单(discharge checklists);随时间变化的信息包括检查(Investigations)、用药和疼痛管理(Medications and

Pain Mamagement)、营养(Nutrition)、活动性/缓解/疼痛管理(Mobility/Elimination/Hygiene)、其他诊疗(Other Care)、教育和出院计划(Education and Discharge Plan)、预期结果(Expected Outcomes)。

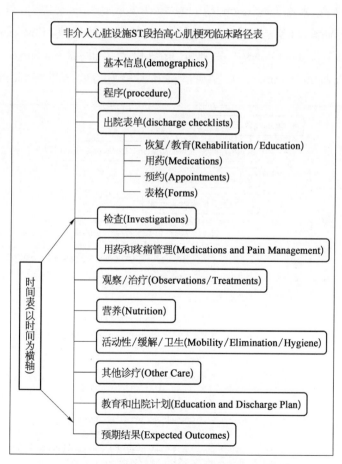

图 2-20　非介入心脏设施 ST 段抬高心肌
梗死临床路径表结构框架

菲律宾 Medical City 医院开展对医疗服务的质量改进和安全的持续保证项目（continuing commitment）形成了一系列质量改进的相关研究和文献[67]，其中就包括临床路径模块化研究，其创建的临床路径表结构化较好（图 2-21）。其中不随时间变化的信息包括纳入排除标准（Inclusion Criteria/Exclusion Criteria）、基本信息（Demographics）；随时间变化的信息包括医师记录（Physician's notes）、医嘱（Orders）。医师记录细化为主诉/症状（Subjective Complaints/Symptoms）、客观体格和实验室检验结果（Objective

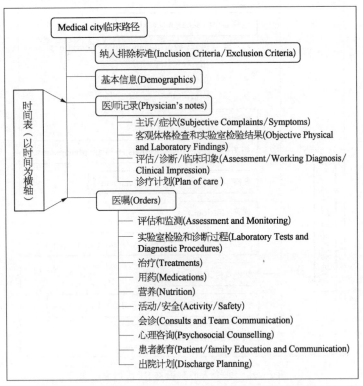

图 2-21　菲律宾 Medical City 医院临床路径结构框架

Physical and Laboratory Findings)、评估/诊断/临床印象(Assessment/Working Diagnosis/Clinical Impression)、诊疗计划(Plan of care);医嘱细化为评估和监测(Assessment and Monitoring)、实验室检验和诊断过程(Laboratory Tests and Diagnostic Procedures)、治疗(Treatments)、用药(Medications)、营养(Nutrition)、活动/安全(Activity/Safety)、会诊(Consults and Team Communication)、心理咨询(Psychosocial Counselling)、患者教育(Patient/family Education and Communication)、出院计划(Discharge Planning)。

我国临床路径表中不随时间变化的信息包括纳入排除标准、基本信息;随时间变化的信息包括主要诊疗工作、重点医嘱、主要护理工作、病情变异记录。在诊疗工作、重点医嘱、主要护理工作、病情变异记录之下就是具体的临床路径条目[60](图2-22)。

另一种临床路径信息模型是结构化临床路径的状态转移模型。临床路径的状态转移模型是一个研究难点,它是在线性顺序

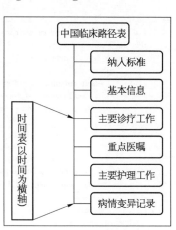

图2-22 中国临床路径表结构框架

模型的基础上,利用语义分析方法(Semantic Analysis Method,SAM)、规范分析(Norm Analysis Method,NAM)等推理工具来约束和限定临床路径本体模型中的行为知识点。利用业务流程建模标记法(Business Process Modeling Notation,BPMN)、前导图法(Precedence Diagramming Method,PDM)等状态转移工具来表达本体模型的流程步骤[68,63]。

四、临床路径信息模型语法

计算机化临床路径由于其等级结构性,同样适于采用 XML 语言来表达它的语法。日本学者定义了临床路径中用药类的 XML 表达规则。在临床路径的 XML 表达中,顶层类目为 <clinical_path_name>,其下的用药类被分为:<internal_medicine>、<external_medicine>和<injection_medicine>,它们分别包括了具有等级结构的<month_day>、<phase>、<administration_condition>等类目(图 2 - 23)[69]。

```
<clinical_path_name> Acute coronary syndrome clinical pathway
    <internal_medicine>
        <month_day>x_month_y_day
            <phase> pre_operation_day
                <administration_condition>
                    <administration_drug>
                        <drug_name> Aspirin_300mg </drug_name>
                        <standard_unit>
                            <standard> 300mg </standard>
                            <unit> 1tablet </unit>
                        </standard_unit>
                    </administration_drug>
                </administration_condition>
            </phase>
        </month_day>
    </internal_medicine>
    ......
</clinical_path_name>
```

图 2 - 23　临床路径的 XML 表达实例片段

临床路径具有较强的时序性、选择性和动态性,XML 表达临床路径只能是静态的,语义较弱的方式。目前电子临床路径的研究更多的开始采用 OWL 来表达临床路径。中国浙江大学的研究者在研究日本的 XML 对临床路径进行建模的基础上,应用 OWL 对 40 个医院的临床路径进行知识抽取和表达。定义了 19 个超类(Super-Class)、98 个子类(Sub-Class)和 28 个常用关系[70]。

第五节　循证医学信息系统研究

循证医学信息领域中,电子病历、临床研究、临床实践指南和临床路径信息系统的研究一直在不断深入、不断拓展。电子病历信息系统发展与电子病历信息模型的发展保持一致,已形成相关的国际标准。如 HL7 组织制定的 ISO 10781:2014《卫生信息学——HL7 电子病历——系统功能模型,R2》(Health Informatics — HL7 Electronic Health Records — System Functional Model, Release - 2)[71]。临床研究、临床实践指南和临床路径信息系统的研究仍是以医疗研究机构这样的地区层面研究为主。

循证医学信息系统研究的一个热点是电子病历、临床研究、临床实践指南和临床路径信息系统的整合研究。首先,电子病历和临床研究信息系统的整合研究最为普遍,其研究甚至也达到了国际层面。例如,在 HL7 EHR-SFM 功能模型标准基础上,HL7 组织参考 CDISC 的 CDASH,制定了《HL7 电子病历用于临床研究功能执行框架》(HL7 EHR Clinical Research Functional Profile,HL7 EHR CRFP)[72]。

目前,有 6 个电子病历直接用于临床研究系统的开发较为成功。这 6 个系统分别是德国的 DOSPO、RDE 平台(remote date entry platform)、荷兰的 OpenSDE、瑞典的 Julius 系统、美国的 NEI 临床项目(National Eye Institute of National Institutes of Health clinical program)和日本的动态模板(Dynamic template)(表 2 - 1)[73]。

表 2-1　6 个系统基本信息比较

系　统	医学专业	系统组成和数据模型	支持的术语或标准	应　用
DOSPO 德国（欧盟）	儿科肿瘤	采用 eardap 信息框架：TMS、核心系统、特定研究模板和模板制作工具；对象关系模型	本地术语管理系统	31 家医院采用；开展 20 项多中心临床研究
RDE 平台 德国（欧盟）	儿科肿瘤	RDE 模块、元数据结构化查询语言（Structured Query Language，SQL）数据库、患者 SQL 数据库、CDA 文件系统；EAV 元数据模型	HL7 CDA (Release 1)	收集了 200 位患者数据
OpenSDE 荷兰（欧盟）	多专业	领域模型（元数据模型）、SDE 应用和数据提取工具；EAV 元数据模型和树状结构模板	可引用外部相关术语或标准	收集了 1800 位患者数据
Julius 瑞典（欧盟）	多专业	概念数据服务模块、模板数据服务模块、患者数据服务模块；对象关系模型	可引用外部相关术语或标准	收集了 250 位患者数据
NEI 临床项目 美国	眼科	NG EMR、专业化模板、模板编辑器、数据提取工具、EDC；数据模型未说明	国家处方集、Snellen 视力表、对数视力表	1 家机构采用；开展 12 项前瞻性研究
Dynamic template 日本	多专业	电子病历、数据库、模板数据库、模板生成器、解析系统、查询帮助系统；树状结构模型	未说明	36 家医院采用

其次是电子病历与临床路径的整合研究。中国学者和日本学者研究了电子病历与基于知识的临床路径间的语义互操作[74]。更有日本学者设计出电子病历、临床路径和电子临床研究整合系统[65]。

小　　结

就目前的研究而言,电子病历信息模型的研究趋于成熟,开展了一系列国际层面的标准化研究;临床研究、临床实践指南和临床路径还多局限于单个机构和项目的研究,很少形成系统的国际层面的研究成果。但国内外的研究已经发现,电子病历、临床研究、临床实践指南和临床路径的信息模型和系统之间是有必要而且也是可以进行整合的,特别是目前电子病历的信息模型构建方法和标准已经被证明能很好地用于临床研究和临床实践指南的信息模型构建中。虽然目前还没有从循证医学信息体系的整体出发,建立循证医学信息体系的通用内容和结构模型,并在其基础上构建电子病历、临床研究、临床实践指南和临床路径专用信息模型的研究。但这一方面的研究将对循证医学信息领域的数据标准、共享和互操作具有重要意义和作用。在研究中我们发现:

(一) 电子病历、临床研究、临床实践指南和临床路径中有许多相同或相似的信息单元

在各信息模型之间整合研究的过程中发现,电子病历、临床研究、临床实践指南和临床路径中有许多相同或相似的信息单元。其中,电子病历与临床研究信息内容和结构一致性最高,信息系统之间的关系最为紧密。电子病历和临床研究的信息框架基本相同,数据收集的内容、种类、概念和属性等方面也基本一致。

与电子病历和临床研究信息系统收集和分析临床数据的目的不同,临床实践指南和临床路径是利用数据的分析结果制定的临床规范化诊治的指导性文件。但临床实践指南和临床路径都处于临床诊疗系统工作流程中的一环,它们之间同样有着许多相同的信息单元。

(二) 电子病历信息模型结构和构建方法可用于其他循证医学信息模型和系统构建

电子病历产生时间最早,对其研究历时最长。电子病历信息模型和系统相对成熟和完善。电子病历信息模型结构和构建方法被发现可以很好地用于构建其他循证医学信息模型和系统。电子病历信息模型构建经过了从核心数据集方法、模块化方法到两层建模方法的过程。其中,两层建模方法也是模块化方法的一种,它更进一步采用模块化方法建立通用(参考模型)和专用(原型模型)模块,各模块还可以根据实际系统需要组合形成能实现特定功能的模板。模块化方法和模板化方法不仅能很好应用于电子病历信息模型和系统的构建,因其分解和组合复杂系统的能力,也同样适用于临床研究、临床实践指南和临床路径信息模型和系统的构建。

(三) 电子病历信息模型可以作为整合循证医学信息模型的基本框架

在循证医学信息领域中,虽然电子病历不直接产生临床证据,但是它是贯穿整个诊疗过程的记录系统,临床研究、临床实践指南和临床路径系统都在电子病历系统中生根发芽。电子病历信息模型和系统在不断自我完善中,增加结构、内容和规范以更好地整合临床研究、临床实践指南和临床路径。因此,电子病历是连接和整合临床研究、临床实践指南、临床路径的关键和枢纽,更是整个循证医学信息模型建立的基础和源头。电子病历信息模型可以作为整合其他循证医学信息模型的基本框架,是循证医学信息体系通用信息模型的构建基础。

参考文献

[1] National Institutes of Health National Center for Research Resources. Electronic health records overview[EB/OL]. (2006 - 04 - 01)[2015 - 01 - 30]. https://s3. amazonaws. com/rdcms-himss/files/production/public/HIMSSorg/Content/files/Code% 20180% 20MITRE% 20Key%20Components%20of%20an%20EHR.pdf.

[2] The eClinical Forum and PhRMA EDC/eSource Taskforce. The future vision of electronic health records as eSource for clinical research[R/OL]. (2006 - 09 - 14)[2015 - 01 - 30]. http://citeseerx.ist.psu.edu/viewdoc/download?doi=10.1.1.114.501&rep=rep1&type=pdf.

[3] Health informatics — Requirements for an electronic health record architecture:ISO/TS 18308: 2004(E)[S]. Geneva:ISO copyright office,2004.

[4] Technical Report Electronic Health Record Definition, Scope, and Context:ISO/TC 215 [S/OL]. [2015 - 01 - 30]. http://providersedge. com/ehdocs/ehr _ articles/Electronic _ Health _ Record-Definition_Scope_and_Context. pdf.

[5] Office of Health and the Information Highway Health Canada. Toward Electronic Health Records [R/OL]. Office of Health and the Information Highway (OHIH). (2001 - 01)[2019 - 04 - 23]. http://publications.gc.ca/collections/Collection/H21 - 166 - 2001E.pdf.

[6] HANDLER T,HOLTMEIER R,METZGER J,et al. HIMSS Electronic Health Record Definitional Model (Version 1. 1)[R/OL]. (2003 - 07 - 07)[2015 - 01 - 30]. http://providersedge. com/

ehdocs/ehr_articles/HIMSS_EMR_Definition_Model_v1 - 0.pdf.

［7］ SCHLOEFFEL P, JESELON P. Standards requirements for the Electronic Health Record & Discharge/Referral Plans［R/OL］. (2002 - 07 - 26)［2015 - 01 - 30］. http://sl. infoway-inforoute. ca/downloads/ infostand_ihisd_isowg1_final26jul02_e.pdf.

［8］ GOOSSEN W, GOOSSEN-BAREMANS A, van der ZEL M. Detailed clinical models: a review［J］. Healthc Inform Res, 2010, 16 (4): 201 - 214.

［9］ JOHNSON SB. Generic data modeling for clinical repositories［J］. J Am Med Inform Assoc, 1996, 3(5): 328 - 339.

［10］ RENNER A L, SWART J C. Patient core data set. standard for a longitudinal health/medical record［J］. Comput Nurs, 1997, 15 (2 Suppl): S7 - S13.

［11］ Standard Practice for Content and Structure of the Electronic Health Record (EHR): ASTM E 1384 - 07 ［S］. US: ASTM, 2007.

［12］ 李春田."现代标准化前沿——模块化"研究报告第二章 模块化——标准化的高级形式——标准化形式的与时俱进［J］.上海标准化, 2007,(3): 12 - 18.

［13］ HUFF S, ROCHA R, BRAY B, et al. An event model of medical information representation［J］. J Am Med Inform Assoc, 1995, 2(2): 116 - 134.

［14］ COYLE J, MORI A, HUFF S. Standards for detailed clinical models as the basis for medical data exchange and decision support［J］. Int J Med Inform, 2003, 69(2 - 3): 157 - 174.

［15］ COYLE J, HERAS Y, ONIKI T, et al. Clinical Element Model ［EB/ OL］. (2008 - 11 - 14)［2015 - 01 - 30］. http:// informatics.mayo.edu/ sharp/images/e/e2/CEM_Reference20081114.pdf.

［16］ BEALE T. Archetypes: constraint-based domain models for future-proof information systems［EB/OL］. (2001 - 08 - 21)［2019 - 04 - 23］. http://citeseerx. ist. psu. edu/viewdoc/download; jsessionid = 55BE32E796EF6D7791B1C66E0F88FBD2?doi = 10. 1. 1. 21. 1158 & rep = rep1&type=pdf.

［17］ TAO C, JIANG G, ONIKI T A, et al. A semantic-web oriented representation of the clinical element model for secondary use of electronic health records data[J]. J Am Med Inform Assoc，2013，20(3)：554－562.

[18] KALRA D. Electronic health record standards[J]. Yearb Med Inform，2006，136－144.

[19] INGRAM D. Origins of openEHR[EB/OL]. [2015－01－30]. http：//www.openehr.org/about/origins.

[20] 徐维，邱君瑞，朱妍昕，等.前瞻性临床研究元数据语义结构体系的建构[J].图书情报工作，2012，56(16)：108－112.

[21] BUCK J，GARDE S，KOHL C D，et al. Towards a comprehensive electronic patient record to support an innovative individual care concept for premature infants using the openEHR approach[J]. Int J Med Inform，2009，78(8)：521－531.

[22] BEALE T，HEARD S. openEHR architecture：architecture overview [EB/OL]. (2018－11－26)[2019－04－23]. https：//specifications. openehr. org/releases/BASE/latest/architecture_overview. html # latest_ issue.

[23] Health Level Seven International（HL7）. HL7 Reference Information Model[S/OL]. [2015－01－30]. http://www. hl7. org/implement/ standards/rim.cfm.

[24] Health Level Seven International（HL7）. HL7 Clinical Document Architecture，Release 2.0[S/OL]. [2015－01－30]. http://www. hl7.org/implement/standards/product_brief.cfm?product_id=7.

[25] LILIENFELD A M，LILIENFELD D E. Foundations of epidemiology [M]. New York：Oxford University Press，1980.

[26] 李见明.浅析中国药物临床试验管理规范与国际通用准则的异同点 [J].中国临床药理学杂志，2010，26(9)：707－710.

[27] CDISC CDASH Team. Clinical Data Acquisition Standards Harmonization（CDASH）[S/OL]. (2011－01－18)[2019－04－23]. https：//www. cdisc. org/system/files/members/standard/foundational/ cdash/cdash_std_1_1_2011_01_18.pdf.

[28] CDISC Submission Data Standards Team，CDISC SDTM Governance Committee. Study Data Tabulation Model[S/OL]. (2016－06－27)

[2019 - 04 - 24]. https://www. cdisc. org/system/files/members/ standard/foundational/sdtm/SDTM%20v1.5.pdf.

[29] NADKARNI P M, MARENCO L, CHEN R, et al. Organization of heterogeneous scientific data using the EAV/CR representation[J]. J Am Med Inform Assoc, 1999, 6(6): 478 - 493.

[30] DESHPANDE A M, BRANDT C, NADKARNI P M. Temporal query of attribute-value patient data: utilizing the constraints of clinical studies[J]. Int J Med Inform, 2003, 70(1): 59 - 77.

[31] BRANDT C A, MORSE R, MATTHEWS K, et al. Metadata-driven creation of data marts from an EAV-modeled clinical research database [J]. Int J Med Inform, 2002, 65(3): 225 - 241.

[32] DESHMUKH V G, MEYSTRE S M, MITCHELL J A. Evaluating the informatics for integrating biology and the bedside system for clinical research[J]. BMC Med Res Methodol, 2009, 9: 70.

[33] MURPHY S N, MENDIS M, HACKETT K. Architecture of the open-source clinical research chart from Informatics for Integrating Biology and the Bedside[C]. AMIA Annu Symp Proc, 2007, 11: 548 - 552.

[34] DONAHOE J. i2b2 design document ontology management (ONT) cell [R/OL]. (2016 - 10 - 04) [2018 - 06 - 26]. https://www. i2b2. org/software/files/PDF/current/Ontology_Design. pdf.

[35] VENEMA A C, van GINNEKEN A M, de WILDE M, et al. OpenSDE an alternative for dedicated medical research databases? An example in coronary surgery[J]. BMC Med Inform Decis Mak, 2007, 7: 31.

[36] CHEN R, ENBER G, KLEIN G O. Julius — a template based supplementary electronic health record system[J]. BMC Med Inform Decis Mak, 2007, 7: 10.

[37] KNAUP P, GARDE S, MERZWEILER A, et al. Towards shared patient records: an architecture for using routine data for nationwide research[J]. Int J Med Inform, 2006, 75(3 - 4): 191 - 200.

[38] MURPHY E C, FERRIS F L 3rd, O'DONNELL W R. An electronic medical records system for clinical research and the EMR EDC

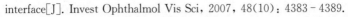

interface[J]. Invest Ophthalmol Vis Sci, 2007, 48(10): 4383 - 4389.

[39] Clinical Data Interchange Standards Consortium. Specification for the Operational Data Model (ODM)[S/OL]. (2006 - 12 - 19) [2015 - 01 - 30]. http://www.cdisc.org/system/files/all/generic/application/octet-stream/odm1_3_0_final.htm.

[40] CDISC Study Design Model in XML (SDM-XML)[R/OL]. (2011 - 01 - 01) [2015 - 01 - 30]. https://www.cdisc.org/system/files/members/standard/foundational/sdm-xml/cdisc_sdm_xml_1.0.pdf.

[41] CDISC define. xml Team. Case Report Tabulation Data Definition Specification (define. xml) [S/OL]. (2005 - 02 - 09) [2015 - 01 - 30]. http://www. cdisc. org/system/files/all/standard _ category/application/pdf/crt_ddspecification1_0_0.pdf.

[42] GRAHAM R, MANCHER M, WOLMAN D M, et al. Clinical practice guidelines we can trust (2011) [M]. Washington, D. C: The National Academies Press, 2011.

[43] SCHWARTZ J S. Pneumococcal vaccine: clinical efficacy and effectiveness[J]. Ann Intern Med, 1982, 96(2): 208 - 220.

[44] FLETCHER R H, FLETCHER S W. Clinical practice guidelines [J]. Ann Intern Med, 1990, 113(9): 645 - 646.

[45] AUDET A M, GREENFIELD S. Medical practice guidelines: current activities and future directions[J]. Ann Intern Med, 1990, 113(9): 709 - 714.

[46] FIELD M J, LOHR K N. Clinical Practice Guidelines: Directions for a New Program [M]. Washington (DC): National Academies Press, 1990.

[47] 李毅,赵军平,李书章.计算机化临床实践指南的研究和实现[J].中国医疗器械杂志,2009,33(6): 407 - 409.

[48] SHIFFMAN R N, KARRAS B T, AGRAWAL A, et al. GEM: a proposal for a more comprehensive guideline document model using XML[J]. J Am Med Inform Assoc, 2000, 7(5): 488 - 498.

[49] SHIFFMAN R N. Representation of clinical practice guidelines in conventional and augmented decision tables[J]. J Am Med Inform Assoc, 1997, 4(5): 382 - 393.

［50］ OHNO-MACHADO L，GENNARI J H，MURPHY S N，et al. The guideline interchange format：a model for representing guidelines［J］. J Am Med Inform Assoc，1998，5(4)：357－372.

［51］ Guideline Elements Model［EB/OL］.［2015－01－30］. http://gem. med.yale.edu/Hierarchy/hierarchy.htm.

［52］ BOXWALA A A，PELEG M，TU S，et al. GLIF3：a representation format for sharable computer-interpretable clinical practice guidelines ［J］. J Biomed Inform，2004，37(3)：147－161.

［53］ WEILAND D E. Why use clinical pathways rather than practice guidelines? ［J］. Am J Surg，1997，174(6)：592－595.

［54］ CHU S，CESNIK B. Improving clinical pathway design：lessons learned from a computerised prototype［J］. Int J Med Inform，1998，51(1)：1－11.

［55］ KINSMAN L，ROTTER T，JAMES E，et al. What is a clinical pathway? Development of a definition to inform the debate［J］. BMC Med，2010，8：31.

［56］ 国家卫生计生委临床路径管理工作媒体沟通会文字实录［EB/OL］. (2017－08－17)［2019－04－24］. http://www.scio.gov.cn/xwfbh/gbwxwfbh/xwfbh/wsb/Document/1561228/1561228.htm.

［57］ DE BLESER L，DEPREITERE R，DE WAELE K，et al. Defining pathways［J］. J Nurs Manag，2006，14(7)：553－563.

［58］ The European Pathway Association. Care pathways［EB/OL］.［2019－04－24］. http://e-p-a.org/care-pathways/.

［59］ The Patient Safety and Quality Improvement Service. Definition of a Queensland Health Clinical Pathway［EB/OL］. https://clinicalexcellence.qld.gov.au/resources/clinical-pathways.［2015－01－30］.

［60］ 国家卫生计生委，国家中医药管理局.医疗机构临床路径管理指导原则(国卫医发〔2017〕49 号)［EB/OL］. (2017－09－06)［2019－04－24］. http://www.nhc.gov.cn/yzygj/s7659/201709/fd506f531bd14756acffa441ea8a06b9.shtml.

［61］ WAKAMIYA S，YAMAUCHI K. What are the standard functions of electronic clinical pathways? ［J］. Int J Med Inform，2009，78(8)：543－550.

[62] 胡臻,李劲松,虞海燕,等.基于本体的临床路径电子化研究[J].中国数字医学,2009,4(1)：40－42.

[63] DANIYAL A, ABIDI S R, ABIDI S S. Computerizing clinical pathways：ontology-based modeling and execution[J]. Stud Health Technol Inform, 2009, 150：643－647.

[64] 肖强,王蜀燕,陈联忠.基于电子病历的临床路径系统设计与实现[J].中国数字医学,2011,6(11)：38－40.

[65] YAMAMOTO K, YAMANAKA K, HATANO E, et al. An eClinical trial system for cancer that integrates with clinical pathways and electronic medical records[J]. Clin Trials, 2012, 9(4)：408－417.

[66] Queensland Government. STEMI Clinical Pathway. ST-Elevation Myocardial Infarction. For Non-Interventional Cardiac Facilities[EB/OL]. [2015－01－30]. http://www.health.qld.gov.au/caru/pathways/docs/pathway_stemi_st.pdf.

[67] Medical Quality Improvement Office of the Medical City. Module 1：Clinical Pathways[EB/OL]. [2015－01－30]. http://tmcmqio.com/wp-content/uploads/2011/03/MPlayLModule1handout.pdf.

[68] COOK D L, WILEY J C, GENNARI J H. Chalkboard：ontology-based pathway modeling and qualitative inference of disease mechanisms[C/OL]. Pacific Symposium on Biocomputing, 2007, 12：16－27. [2015－01－30]. http://citeseerx.ist.psu.edu/viewdoc/download；jsessionid = 40A215DEBB9572400B95CD1D1FDFFD5C?doi=10.1.1.115.7040&rep=rep1&type=pdf.

[69] OKADA O, OHBOSHI N, YOSHIHARA H. Clinical path modeling in XML for a web-based benchmark test system for medication[J]. J Med Syst, 2005, 29(5)：539－553.

[70] 李劲松,胡臻,虞海燕,等.临床路径的本体建模与电子化研究[J].中国数字医学,2010,(4)：5－8,11.

[71] Health Level Seven International （HL7）. HL7 EHR-System Functional Model，R2[S/OL]. [2015－01－30]. http://www.hl7.org/implement/standards/product_brief. Cfm?product_id=269.

[72] Health Level Seven International （HL7）. HL7 EHR Clinical Research Functional Profile （CRFP）, Release 1 [S/OL]. [2015－01－30]. http://

www.hl7.org/implement/standards/ product_brief. cfm?product_id=16.

[73] XU W, QIU J R, GUAN Z Y, et al. Utilizing electronic health record for clinical research: the way forward [C]// 2012 International Conference on Electronics, Information and Communication Engineering, March 1 - 2, 2012, Lecture Notes in Information Technology, 11: 31 - 36.

[74] WANG H Q, LI J S, ZHANG Y F, et al. Creating personalised clinical pathways by semantic interoperability with electronic health records[J]. Artif Intell Med, 2013, 58(2): 81 - 89.

第三章

循证医学信息模型构建
理论基础和方法

循证医学信息领域中电子病历、临床研究、临床实践指南和临床路径信息系统正逐步走向整合。虽然电子病历目前来说，通常不直接参与循证医学中临床证据的产生和利用的循环周期，但是电子病历是连接和整合临床研究、临床实践指南、临床路径的关键和枢纽，更是整个循证医学信息模型建立的基础和源头。电子病历信息模型对临床研究、临床实践指南、临床路径信息模型的构建至关重要。目前循证医学信息领域还没有开展对电子病历、临床研究、临床实践指南和临床路径信息实体建立通用、共享信息模型的研究。但是各信息模型之间统一和整合的研究，为建立通用循证医学信息模型奠定良好基础。本章首先明确循证医学信息模型构建的相关概念；然后分析了目前具有影响力的电子病历信息模型。由于电子病历信息模型是循证医学信息体系通用信息模型构建的基础并且电子病历的构建方法也可以用于临床研究、临床实践指南和临床路径信息模型和系统的构建，因此，循证医学通用信息模型构建基础和方法主要是基于对电子病历信息模型构建过程和方法的深度解析。

第一节　循证医学信息模型构建的
相关概念及其应用

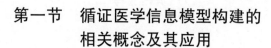

　　循证医学信息体系最终的目标是实现同一信息实体之间、不同信息实体之间知识表达的一致。这种一致性要求电子病历、临床研究、临床实践指南和临床路径信息系统实现语义和语法的统一。而语义和语法的统一则要通过元数据、本体和关联数据的概念和技术手段来实现。

一、元数据在循证医学领域的定义

　　元数据一般被认为是"关于数据的数据"，当它与具体的专业领域结合时，就可以形成某特定专业领域对元数据的理解和定义，就具有了解决特定问题的结构和功能。

　　目前，元数据广泛应用于循证医学信息学领域，如网络医学资源、医学文献数据库以及临床信息库等。其中网络医学资源、医学文献数据库等有关生物医学知识库数据层面的元数据概念与都柏林核心元数据项目中定义的元数据概念基本一致，即元数据是描述资源中实体的背景信息[1]，也可表达为，元数据是描述、说明、定位信息资源的结构化数据，它有助于管理、检索和利用信息[2]，这可以说是对元数据概念最常见的一种理解。而表达医学数据或知识本身的数据集合，如电子病历、临床研究、临床路径等，对于元数据概念的理解是多元的，主要包括 3 个层面的元数据。针对描述不同级次的对象分别是面向数据的元数据、面向信息的元数据和面向资源整体的元数据。这 3 层元数据对应于国际标准 ISO 14721：2003《空间数据和信息传输系统——开放档案信息系统——参考模型》〔Space data and information transfer systems — Open archival information system(OAIS) — Reference model〕。其中的 OAIS 参考模型包括 3 层元数据框架,即关于数据对象的元数据框架、关于信息对象的元数据框架以及关于信息包的元数据框架[3]。

1. 面向数据的元数据

在电子病历及临床研究领域,元数据一词最早出现在 1986 年。美国国家多中心临床研究——高脂血症手术控制项目(Program on the Surgical Control of the Hyperlipidemias, POSCH)在信息管理中引入元数据概念,并将元数据定义为:元数据是用于定义、保存、检索、排序、归纳、分析和表达数据值的数据[4]。在 POSCH 信息管理中,采用观察者、物质、功能、空间、时间、值和来源等元数据来描述和定义数据。20 世纪 90 年代末,元数据的概念开始广泛应用于电子病历和临床研究信息系统。在具体信息系统和模型的元数据研究中,元数据描述数据对象,定义数据特征。例如,耶鲁大学 TrialDB 系统就采用元数据来描述具体数据的概念、属性及关系。在该系统中,元数据被定义为数据字典,即描述信息模型中数据元素以及数据元素间关系的数据[31]。这一层面的元数据在完整地定义了整个体系或系统中的数据及其结构、关系后,就形成了该体系或系统的信息模型。

2. 面向信息的元数据

这一类型的元数据就是对元数据最常见的理解,即元数据是描述、说明、定位信息资源的结构化数据,它有助于管理、检索和利用信息[2]。这里的信息指的是一组表达特定内容的相关数据集合,而非单个数据。电子病历系统中的病案首页、病历摘要等,临床研究注册库中的注册信息就属于这种类型的元数据。南澳大利亚政府 HealthConnect 计划下的临床信息项目发布了一系列面向信息的元数据标准,它包括电子病历的事件摘要(Event Summary)、电子病历列表(EHR List)、电子病历视窗(EHR View)以及出院摘要(Hospital Discharge Summary)元数据框架和数据元素标准[5]。在很多信息模型中,也存在这一层面的元数据。如 openEHR 中的原型就在头标部分就采用面向信息的元数据来描述整个原型的名称、定义、目的、版本、用法等;而特定原型中的具体等级结构中的数据定义、属性及其关系就是第一层面面向数据的元数据,经过完整定义后就形成了该原型的信息模型。

3. 面向资源整体的元数据

对数据库或数据集的整体信息进行描述的数据就是面向资源整体的元数据。这类元数据并不多见。《电子病历基本架构与数据标准(试行版)》的"电子病历数据组与数据元标准"部分中的数据集元数据就是面向资源整体的元数据。它描述了整个电子病历数据组和数据元标准的名称、发布方、摘要等元数据[6]。

电子病历标准——openEHR 标准和《中国电子病历基本架构和数据标准(试行版)》,以及临床研究标准——define.xml 等都包括了不同层面的元数据(表 3 - 1)。

表 3 - 1　openEHR 标准、《中国电子病历基本架构和数据标准(试行版)》和 define.xml 的元数据层级

元数据类型	openEHR	《中国电子病历基本架构和数据标准》	define.xml
面向数据的元数据	特定原型模型中具体数据的定义、属性和关系描述	电子病历临床文档数据元属性,包括标识类、定义类、关系类、表示类、管理类、扩充类等属性	数据变量和值层面元数据,包括变量名称、数据类型、编码标准、来源等

元数据类型	openEHR	《中国电子病历基本架构和数据标准》	define.xml
面向信息的元数据	特定原型的头标（Header）部分信息；电子病历信息模型中 ehr 信息包的元数据		领域层面元数据,包括领域数据集合名称、描述、结构、目的等
面向资源整体的元数据		电子病历临床文档数据组与数据元集合整体的元数据属性,包括数据集名称、标识符、发布方、关键词、摘要等	

二、元数据标准在循证医学信息领域的应用

元数据标准 ISO/IEC 11179《信息技术——元数据注册系统》[Information technology — Metadata registries（MDR）]是一个为制定特定领域元数据的一套元标准,其在循证医学信息领域的应用已经非常普遍[7]。ISO/IEC 11179 这套标准分为 7 个部分标准,包括:

（1）框架（Framework，ISO/IEC 11179 - 1）。

（2）分类（Classification，ISO/IEC 11179 - 2）。

（3）注册元模型和基本属性（Registry metamodel and basic attributes，ISO/IEC 11179 - 3）。

（4）数据定义规则（Formulation of data definitions，ISO/IEC 11179 - 4）。

（5）命名和标识原则（Naming and identification principles，ISO/IEC 11179 - 5）。

（6）注册（Registration，ISO/IEC 11179 - 6）。

（7）数据集（Datasets，ISO/IEC 11179 - 7）。

中国制定的《电子病历基本架构与数据标准（试行版）》、澳大利亚 NEHTA（National E-Health Transition Authority）发布的结构内容规范（Structured Content Specification，SCS）、英国癌症网格（UK cancergrid）、美国癌症数据标准库（Cancer DataStandards Repository，caDSR）等的设计都受到 ISO/IEC 11179 标准的影响。caDSR 中的主要数据集就是美国国立肿瘤研究所（National Cancer Institute，NCI）制定的通用数据元集（Common Data Elements，CDE）。它是用于建立癌症研究数据收集格式的元数据集合，它相当于标准的受控词表，以便于各癌症研究机构间数据的交换和共享。CDE 基于 ISO/IEC 11179 标准，将每个数据元采用概念（Concept）、值域（Value Domain）、数据元（Data Element）和选择（Choice）等四类元数据来描述。每一类元数据下又包括标识符、名称、定义等具体元数据。通过对癌症研究领域里数据元的统一描述和定义，各癌症研究机构在建立癌症研究数据收集格式时可以直接采用 CDE 的数据元，或与 CDE 中的数据元建立映射，从而实现癌症研究数据的交换和共享[8]。

三、本体在循证医学领域的定义

本体来源于哲学领域，意指存在的系统表述。在信息学领域，本体是对概念化的明确规范[9]，它采用共享术语表达概念类型、特征和相互关系，从而将某个领域的知识用概念等级体系形式化表达出来[10]。在循证医学信息学领域，本体的应用日益受到关注和重视。在这一领域，对本体的理解主要有两个层面。第一个层面的本体主要指受控词表,这是对本体的最通常的理解,本体在这个层面反映的是对事物对象或过程抽象概念的表达。这类本体与术语模型相对应。目前医学信息领域的 SNOMED CT、LOINC、MeSH 等词表就是这类本体。第二层面的本体主要指对信息实体的表达,是对信息模型中容纳事物实例的信息实体概念以及概念特征和相互关系的表达。第二层面的本体与信息模型极易混淆,而且它们之间本来并没有非常严格的界限。从哲学角度说,本体与信息模型的区别相当于本体论与认识论的区别[11]。本体是某一领域内真实存在的事物实体的概念表达(本体论),而信息模型是容纳或记录真实事物的信息构件,也即真实事物是如何被认识、表达和记录的(认识论)。而当容纳或记录真实事物的信息构件本身被作为研究对象,研究构件的概念、概念的特征和相互关系的表达时,就形成了第二层面的本体。第二层面的本体又可以通过一定方式转化为信息模型。当这种本体中的抽象概念具体化为数据元素,并且包含数据元素值域类元数据时,这种本体就与元数据的概念一致起来,它就可以转化为信息模型元数据体系。

　　openEHR 电子病历信息模型(openEHR EHR Information Model, openEHR EHR IM)的建立基础——临床研究者记录本体(Clinical Investigator Record Ontology, CIR)就是第二层面的本体。CIR 是在医疗过程和事务过程中对可能会被记录和使用于临床信息系统中的信息类型进行抽象表达[12]。CIR 的顶层概念为记录信息,在记录信息下根据医疗过程和事务过程分为临床和管理两大类型的信息。临床信息概念根据时间发展又分为历史、观点和指导。其中历史信息由观察和行为信息组成;观点信息包括评估和建议信息;指导信息包括检查和介入信息。评估和建议还可以进一步细分。当 CIR 本体具体化为数据元素时,就可对应形成 openEHR EHR IM 的框架(图 3 – 1)。在 CIR 本体中,观察、行为、观点和指导类下的更小类则由 openEHR EHR IM 的知识语义原型来表达。

四、本体在循证医学信息学领域的应用

相比传统的受控词表和数据字典,本体依据概念间关系和逻辑推理理论,更能揭示领域中的语义[13]。

在整个医学领域中,顶层本体来源于基本形式本体(Basic Formal Ontology,BFO)。BFO 独立于任何具体领域,它提供了支持科学研究的最顶层通用的本体,为具体领域的本体建立提供顶层框架结构,是建立大部分医学领域本体的基础。BFO 首先将实体分为两类,一类是本质实体(substantial entities),一类是过程实体(processual entities)。在 BFO 中,本质实体被称为 SNAP Continuant,指的是不以时间改变而改变的实体;过程实体被称为 SPAN Occurrent,指的是因时间而发生、发展的实体。

开放生物学和生物医学本体铸造项目(Open Biological and Biomedical Ontologies Foundry Project,OBO)是一个由若干个面向医学领域参考本体组成的集合[14]。OBO 的目的就是在医学领域中,建立一套本体制作共享原则,实现旗下所有参考本体都能正交互操作(orthogonal interoperable),从而建立一套医学领域的正交参考本体集。正交本体集(orthogonal ontologies)的含义是指在这套本体集中,任何一个术语都只能在一个本体中进行定义,其他本体在利用该术语时只能引用来源本体。因此任何一个术语在 OBO 的本体集中拥有唯一标识符(unique identifier)[15]。

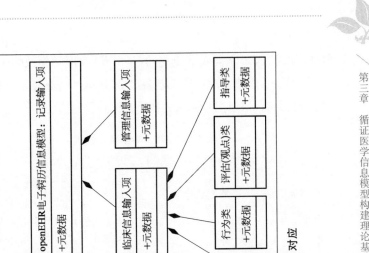

图 3 - 1 CIR 本体与 openEHR EHR IM 对应

OBO 就是在 BFO 框架下建立的，是 BFO 在医学领域的应用。

OBO 本体建立原则分为已接受部分和讨论部分。已接受 13 项原则，另有 6 项原则在讨论中[16]（表 3 - 2）。

表 3 - 2 OBO 本体建立原则

已接受原则		
原则标识符	原则名称	原则内容
FP 001 open	公开（open）	本体完全公开和可利用。正式的 OWL 版本体必须用 dc：license 和 rdfs：comment 两个特征来注释。
FP 002 format	通用格式（common format）	本体要用具备具体语法的通用形式语言表达。
FP 003 URIs	标识符域（identifier space）	本体中的每个类和关系（特征）必须拥有唯一的 URI。
FP 004 versioning	版本（versioning）	记录本体版本变化的元数据。
FP 005 delineated content	清楚描述的内容（clearly delineated content）	在本体中，用连贯的自然语言定义顶层术语。
FP 006 textual definitions	文本定义（textual definitions）	对本体中每一个类和关系（特征）都不仅应该有形式化的定义，还要有文本形式的定义。
FP 007 relations	关系（relations）	清楚定义本体中的关系。
FP 008 documented	文件齐全（documented）	本体要为用户提供描述本体的论文或手册。
FP 009 users	多数用户（plurality of users）	本体拥有多数独立用户。

原则标识符	原则名称	原则内容
FP 010 collaboration	合作承诺（commitment to collaboration）	本体在建立过程中与 OBO 制作项目其他成员合作。
FP 011 locus of authority	主要作者（locus of authority）	本体应该有一个作者负责，本体网站上应提供其联系方式。
FP 012 naming conventions	命名习惯（naming conventions）	本体遵循一套统一的命名习惯。
FP 016 maintenance	根据科技发展进行维护（maintenance in light of scientific advance）	本体应根据科技发展进行维护升级。
讨论中原则		
FP 013 genus differentia	属种差定义（genus differentia definitions）	术语定义采用属种差方式。
FP 014 BFO	基本形式本体（BFO）	本体应该是 BFO2.0 结构下的某个部分细化的结果。
FP 015 single inheritance	单一继承（single inheritance）	本体中的 is_a 继承关系是单一的，更多的继承关系放在引用中。
FP 017 instantiability	可实例化（instantiability）	本体中术语的类型都可以实例化。
FP 018 orthogonality	正交化（orthogonality）	一个领域通常采用一个本体来表达。多个本体间不存在具有相同含义的术语。
FP 019 content	内容（content）	本体是对领域的忠实表达。

目前生物医学领域已经发布了 767 个公开领域本体[17]，103 个本体依据 OBO 本体建立原则建立，为 OBO 旗下的本体。其中大部分本体都是第一层面的本体，如基因本体（Gene Ontology，GO）、解剖实体本体（Anatomical Entity Ontology，AEO），以及受控词表 SNOMED CT、LOINC、MeSH 等。在循证医学信息学领域，第二层面的本体主要有生物医学观察本体（Ontology for Biomedical Investigations，OBI）、信息构建本体（Information Artifact Ontology，IAO）和临床研究本体（Ontology of Clinical Research，OCRE）。其中 OBI 和 IAO 都构建在 BFO 框架下，并遵循 OBO 本体建立原则。而且早期的 IAO 也是 OBO 的构成部分。

五、关联数据相关定义、原则及在循证医学信息领域的应用

元数据和本体不能截然分开，往往是你中有我，我中有你。在信息模型中，如果从构成信息模型等级体系的实体定义、属性和关系等角度出发而形成的研究主要是本体研究；如果从构成信息模型等级体系中的数据元素的定义、数据值表示格式、值域等角度出发而形成的研究则侧重为元数据研究。所以本体更多的是揭示语义和逻辑关系，元数据主要揭示数据的结构和表达。无论是元数据和本体，都是为了解决领域内概念和知识的发现、检索、整合、共享和复用。而在网络环境下，关联数据（linked data）是元数据和本体在语义网络的延伸，它是在更大规模上实现数据共享与复用。关联数据指的是在网络上发布和互连结构数据的一套最佳实践[18]。万维网之父 Tim Berners-Lee 明确了关联数据的 4 大原则，即：

（1）采用统一资源标识符（Uniform Resource Identifier，URI）为事物命名。

（2）采用 HTTP URI 的命名形式，使得这些名称可查。

（3）采用 RDF、SPARQL 等内容结构标准提供有用信息。

（4）包括指向其他 URI 的链接，以便发现更多知识。

在医学信息领域，关联数据获得了巨大的关注。加拿大研究者开发出名为 Bio2RDF 的语义网络应用程序，以解决医学信息领域的网络信息整合。它采用 RDF 文件和规则来形成关联数据。目前该项目已经容纳超过 30 个相互关联的常用数据资源[19]。包括全球蛋白质资源库（Universal Protein Resource，UniProt）、京都基因和基因组百科全书（Kyoto Encyclopedia of Genes and Genomes，KEGG）、化学文摘服务库（Chemical Abstracts Service，CAS）、生物医学文献数据库 PubMed 和 GO 等。W3C 的关联开放药物数据（Linking Open Drug Data）项目将制药公司 Eli Lilly、AstraZeneca、Johnson & Johnson 等的药物数据库连接起来有助于发现药物知识[20]。

在循证医学信息领域，有关关联数据的研究还不多见。比较著名的项目是关联临床研究（Linked Clinical Trials，LinkedCT）[21]。LinkedCT 数据库的数据来源于美国临床研究注册数据库 ClinicalTrials.gov，包含来自 158 个国家 60 000 个临床研究的数据。LinkedCT 将 ClinicalTrials.gov 中的 HTML 和 XML 格式的数据转换为 RDF 格式的关联数据，然后再将这些数据与其他资源进行语义连接，从而形成临床研究注册库的关联数据网络。

第二节　现有循证医学信息模型解析

因为电子病历信息模型的构建是整个循证医学信息模型构

建的基础和源头，充分剖析和理解电子病历信息模型，能够奠定循证医学信息模型构建的理论基础。

首先，电子病历可与临床研究信息系统进行整合。电子病历与临床研究信息内容和结构一致性最高，信息系统之间的关系最为紧密。在 ISO/TS 18308 中一项电子病历结构需求就是电子病历结构要满足二次利用需求。临床研究就是一种重要的二次利用。虽然目前大部分电子病历系统都不能完全支持前瞻性临床研究，但电子病历直接用于前瞻性临床研究的课题一直是循证医学信息学领域的重点课题。电子病历和临床研究的信息框架基本相同，数据收集的内容、种类、概念和属性等方面也基本一致。从这点来讲，它们的整合是理所当然，合情合理。而且这种整合在理想状态下是合二为一的完全融合。在这种整合研究中，电子病历直接用于临床试验的研究已经形成一定规模和成熟度。从理论上说，电子病历在设计阶段，其功能需求增加临床研究相关的标准规范，电子病历中的数据就可以直接用于临床研究。这时，电子病历信息模型就与临床研究信息模型一致起来。当然，电子病历和临床研究的不同之处使这种融合难度增加。如利用数据的侧重点不同。电子病历主要收集面向患者的临床数据，临床研究主要收集面向研究主题的临床数据；收集数据的内容和结构不完全相同。临床研究只收集与某个特定研究主题相关的临床数据，所以，临床研究数据内容往往较电子病历数据内容简单。对于前瞻性临床研究来说，除了收集常规临床信息外，一般还要收集某特定研究主题要求的其他信息，如研究设计方法、研究分组、研究对象纳入排除标准等。另外，临床研究对数据的结构化、规范化要求更高，数据安全性要求也有所不同。

其次，电子病历可与临床实践指南和临床路径信息系统进行整合。与电子病历和临床研究信息系统收集和分析临床数据的目的不同，临床实践指南和临床路径是利用数据的分析结果制定的临床规范化诊治的指导性文件。但它们同样可以与电子病历系统进行整合。这种整合是两方面的，一方面，因为电子病历信息模型相对成熟和完善，它们可以借鉴到临床实践指南和临床路径信息模型的构建中；另一方面，虽然与电子病历的利用目的不同，但临床实践指南和临床路径（尤其是临床路径）都处于临床诊疗系统工作流程中的一环。如果电子病历在宏观结构和微观概念与临床路径取得一致，则这种整合可以促进整个工作流程的运行更加平滑、高效，临床路径的制定更加个性化和动态化。例如，语义的整合使得临床路径能够根据电子病历产生的患者临床信息而制定出个性化的诊疗计划[22]。

因此，电子病历信息模型的构建是整个循证医学信息模型构建的基础。

电子病历信息模型的构建方法主要有核心数据集方法、模块化方法和两层建模方法。其中模块法和两层建模法是目前最受关注的方法。两层建模方法也属于模块化方法，是模块化方法的发展和延伸。两层建模法构建的信息模型由信息语义层与知识语义层构成[16]。信息语义层是软件对象模型和数据库模型层，包含最基本、最稳定的信息结构，它对应于元数据类型中的结构元数据，又称参考模型或参考信息模型。知识语义层是对参考模型层的语义约束，是表达领域内各种具体概念的形式和结构，它相当于元数据类型中的描述元数据，通常被称为详细临床模型（DCM）、约束模型、原型或模板。知识语义层模型一般采用模块化方法构建，是通用的、可复用的和组合的。两层建模方法有两种方式，一种是在电子病历信息模型标准中同时创建信息语义层与知识语义层,如 openEHR、ISO13606 和澳大利亚 NEHTA SCS 系列标准;另一种是电子病历信息模型中信息语义层与知识语义层独立创建。例如,HL7 RIM 就是一个参考模型标准,而 CEM、CCM 等就是知识语义层的模型标准。

本文首先对信息语义层:openEHR EHR IM、HL7 RIM 和 NEHTA SCS 进行分析研究;其次,对知识语义层:openEHR 原型模型、NEHTA 详细临床模型(NEHTA Detailed Clinical Model,NEHTA DCM)和 CEM 进行分析研究。其中,信息语义层模型采用较宏观的框架结构层面(architectural level)自上而下的方法,知识语义层模型采用较微观的概念层面(conceptual level)自下而上的方法来比较分析[23]。

一、openEHR EHR IM、HL7 RIM 和 NEHTA SCS 的基本结构

(一)openEHR EHR IM

openEHR 参考模型由多个信息模型组成,其中电子病历信息模型是参考信息模型层中最关键的部分,它定义了电子病历逻辑信息体系,包括电子病历内容和上下文的抽象结构和语义[24]。

openEHR EHR IM 由 ehr(电子病历)包、composition(组合)包、content(内容)包、navigation(导航)包、entry(条目)包 5 个包组成。5 个包呈等级嵌套结构。ehr(电子病历)包处于电子病历信息模型结构最顶层;composition(组合)是 ehr(电子病历)下位包,它包括 content(内容)包;content(内容)包下又包括 navigation(导航)包和 entry(条目)包(图 3-2)。

每个包还包含若干呈等级结构的类。包的名称采用英文小写,类的名称采用英文大写。ehr 包中的顶层类为 EHR(电子病历)类,它包括 3 个随版本变化的下位类:VERSIONED_EHR_

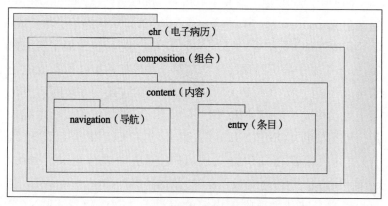

图 3 - 2 openEHR EHR IM 的包结构

ACCESS（电子病历访问控制）类、VERSIONED_EHR_STATUS
（电子病历状态）类和 VERSIONED_COMPOSITION（电子病历
组合）类。EHR 类还包括描述电子病历整体背景信息的属性，如
ehr_id（电子病历唯一标识符）、system_id（系统标识符）、time_
created（创建时间）等（图 3 - 3）。

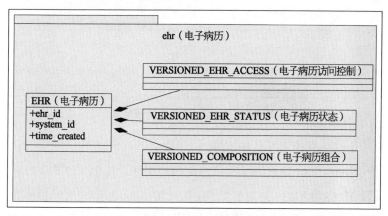

图 3 - 3 ehr 包结构框架

ehr(电子病历)包下嵌套了 composition(组合)包。composition
组合包由 content(内容)包和 COMPOSITION(组合)类组成。
COMPOSITION(组合)类是 composition(组合)包中最主要的内
容,是整个电子病历的顶层分类。如一次诊疗的事件所形成的记
录可以构成一个 COMPOSITION(组合)类,某一方面的病史记
录也可以构成一个 COMPOSITION(组合)类。电子病历系统采
用何种类型的 COMPOSITION(组合)类和 COMPOSITION(组
合)类的数量都在知识语义层,即原型层中进行定义。因此,
composition(组合)包是最顶层的"数据容器"(data container),也
可以说它是装载主要临床内容的根目录。COMPOSITION(组
合)类所包含的下位类主要容纳于 content(内容)包中以装载临
床数据(图 3-4)。

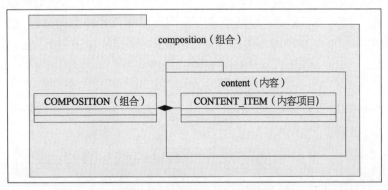

图 3-4 composition 包结构框架

content(内容)包中包括 CONTENT_ITEM(内容项目)
类、navigation(导航)包和 entry(条目)包。其中 CONTENT_
ITEM(内容项目)类为抽象类,它规定了 content(内容)包中所
有类,如 SECTION(文档段)类、ENTRY(条目)类的具体类型

和格式(图 3 - 5)。

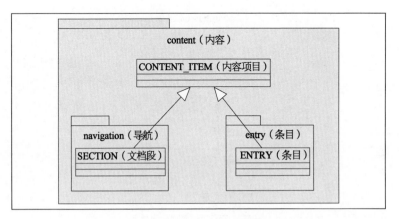

图 3 - 5 content 包结构框架

navigation(导航)包由呈等级结构的若干 SECTION(文档段)类构成,不同级次的 SECTION(文档段)既可以像标目一样起着导航作用,方便用户浏览,又提供了组织 entry(条目)包的逻辑结构。最底层 SECTION(文档段)类的下位类为 ENTRY(条目)类,它容纳于 entry(条目)包中(图 3 - 6)。

entry(条目)包是记录具体临床信息内容的基本单元,所以它是 openEHR EHR IM 最重要的部分。entry(条目)包中一级类为 ENTRY(条目)类,根据临床研究者记录本体(CIR)模型(见图 3 - 1),同时也符合诊疗过程周期,将记录内容首先分为 CARE_ENTRY(诊疗条目)类和 ADMIN_ENTRY(管理条目)类。CARE_ENTRY 可进一步分为 OBSERVATION(观察)、ACTION(行为)、EVALUATION(评估)和 INSTRUCTION(指导)4 个下位类(图 3 - 7)。

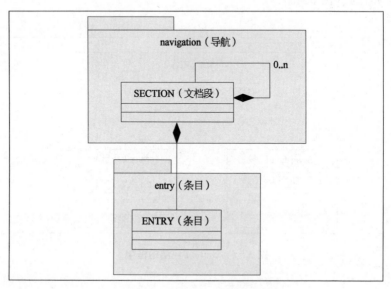

图 3 - 6　navigation 包结构框架

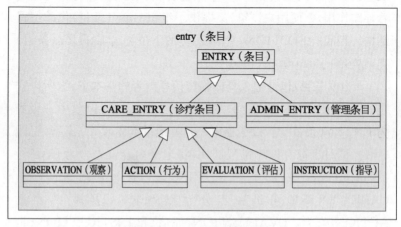

图 3 - 7　entry 包结构框架

（二）HL7 RIM

HL7 RIM 是 HL7 标准第 3 版（HL7 version 3.0，HL7v3）家族中的一员。HL7 RIM 是表达健康和医疗信息的静态模型，它在 HL7v3 中起着重要作用，是所有 HL7v3 中信息模型和结构的基础[25]。HL7 RIM 也是抽象模型，它同样采用 UML 语言描述。HL7 RIM 分为 3 个最基本的主题区（subject area）：Acts（行为区）、Entities（实体区）和 Roles（职能区）（图 3 - 8）。

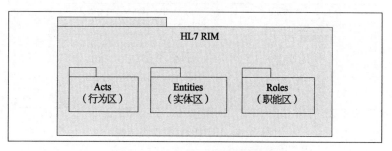

图 3 - 8　HL7 RIM 顶层结构框架

其核心部分为 6 个"主干（back-bone）"类和它们的结构化属性。6 个"主干"类为：Act（行为）、Participation（参与）、Entity（实体）、Role（职能）、ActRelationship（行为关系）和 RoleLink（职能关系）。其中，Act（行为）表达在诊疗管理和提供的过程中那些被实施的、并且必须被记录的行动；Entity（实体）表达参与诊疗行为客体，包括人、机构、物质和地点等；Role（职能）表达参与诊疗行为的实体所发挥的作用类型；Participation（参与）表达行为的背景信息，如行为由谁实施、对谁实施、何时实施、何地实施等，它是行为和职能之间的一种联系方式；ActRelationship（行为关系）表达行为之间的约束，它是两个行为之间的联系方式；RoleLink（职能关系）表达职能之间依存关系的联系方式（图 3 - 9）。

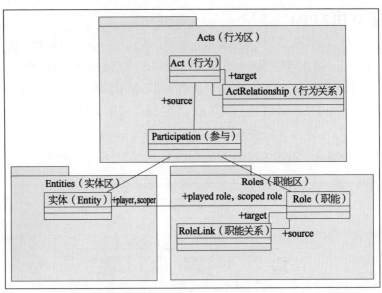

图 3-9 HL7 RIM 关键类结构

Act(行为)、Entity(实体)和 Role(职能)进一步由更专指的类表达,形成从抽象到具体的等级结构。例如,Act(行为)类下又包括 Observation(观察)、Supply(提供)、Procedure(程序)等 11 个下位类,每个下位类还可以进一步划分为更小类目(图 3-10)。

Participation(参与)、ActRelationship(行为关系)和 RoleLink(职能关系)三个类下没有进一步上下位类的等级结构,而是表达各种不同的概念,如不同的参与形式、行为之间不同的关系等。

(三) NEHTA SCS

NEHTA SCS 前身是 NEHTA 临床数据标准(Clinical Data Standards)发布的数据规范(Data Specifications)。主要是在澳大利亚范围内,为支持医疗信息交换提供规范的临床信息结构。该

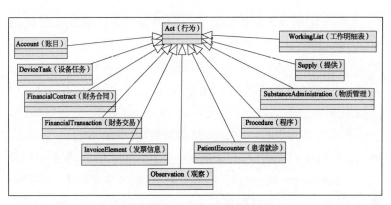

图 3-10 Act(行为)结构

数据规范的格式来源于澳大利亚卫生福利研究院（Australian Institute of Health and Welfare，AIHW）的国家卫生数据字典（National Health Data Dictionary，NHDD），采用 ISO/IEC 11179 元数据标准[26]。NEHTA SCS 主要是有关电子病历中（Event Summary）事件摘要的模型结构。（Event summary）事件摘要由患者在诊疗过程中产生的概括诊疗事件的信息组成，它是元模型的根目录。结构化的事件摘要下首先由两大部分组成：Context(背景)和 Content(内容)（图 3-11）。

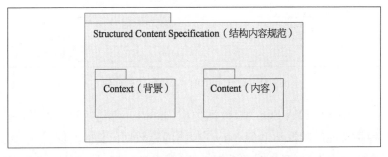

图 3-11 NEHTA SCS 元模型顶层结构框架

Context(背景)主要是识别和分类整个事件摘要文件的信息。Content(内容)容纳事件产生的主要信息。Content(内容)按照 section(文档段)、data group(数据组)、data element(数据元)、value domain(值域)四个层次组织成等级结构。section(文档段)是组织 data group(数据组)或 data element(数据元)的"容器",它不改变容纳其中的 data group(数据组)或 data element(数据元)的语义。section(文档段)的目的主要是有效组织信息、便于导航和查询。data group(数据组)具有复合数据结构,它由一组相关数据元或下位可嵌套数据组构成。data element(数据元)是最小的信息单元,并且能被赋值。value domain(值域)是将 data element(数据元)可能取值限定到对应数据类型的子集中(图 3 - 12)。

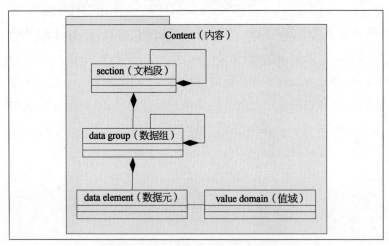

图 3 - 12　Content(内容)包结构框架

在 NEHTA SCS 中,数据类型(data type)包括两种含义,一种是常规的数据类型(datatype),指的是数据值集的共同特征,如文本数据类型、日期时间数据类型、数字类型等;另一种含义是表明元数据的类型(metadata type),如 data group(数据组)的元数据类型为 Data Group,data element(数据元)的元数据类型为 Data Element。value domain(值域)通常是可复用的结构。相同的 value domain(值域)可以用于不同的数据元和不同的背景中,而且常常由参考引用集(reference set)指定。参考引用集相当于 ISO/IEC 11179 中的分类表(classification scheme),也即术语系统和词汇表,如 SNOMED CT、LOINC、MESH 等中的概念集合。

二、openEHR EHR IM、HL7 RIM 和 NEHTA SCS 的比较分析

openEHR EHR IM、HL7 RIM 和 NEHTA SCS 都是电子病历信息模型中的参考模型,它是信息模型的骨架结构。通过比较分析 openEHR EHR IM、HL7 RIM 和 NEHTA SCS,找到它们的相同点和不同点,并探寻中国循证医学信息模型的参考模型如何构建。本研究采用框架结构层面(architectural level)自上而下的方法来进行比较分析。

框架结构层面自上而下的方法是较宏观的分析方法[23]。顾名思义,它主要考虑整个模型的框架结构。在这种方法中,采用 RM-ODP 框架中的视角维度来比较分析 openEHR EHR IM、HL7 RIM 和 NEHTA SCS。RM-ODP 框架定义了 ODP 标准的参考模型,该参考模型用于分布式系统,并且可以维护系统的一致性。RM-ODP 是开放分布式处理标准化的通用框架,它提出了在系统设计阶段对系统规范标准从 5 个视角来考虑。业务视角(enterprise viewpoint)关注系统的设计目的、适用范围和政策规则,它描述业务需求以及如何满足这些需求;信息视角(information viewpoint)重点在于信息的语义,它描述信息的结构和内容;计算视角(computational viewpoint)描述信息构件表

达功能单元的能力；工程视角（engineering viewpoint）重点关注支持分布交互的机制和功能；技术视角（technology viewpoint）主要描述支持信息处理、功能和表达的技术如何选择[27]。这 5 个视角中的前 3 个视角主要是针对系统设计的信息模型构建阶段，是独立于任何特定系统和平台的，后 2 个视角主要针对系统设计的系统实施阶段。本研究的重点为信息模型构建，所以选取前 3 个视角来比较分析 openEHR EHR IM、HL7 RIM 和 NEHTA SCS。

（一）业务视角

业务视角从宏观上把握信息模型的设计目的、适用范围和政策规则，它描述业务需求以及如何满足这些需求。

openEHR EHR IM 的一个非常重要的临床目的就是建立以患者为中心的、纵向的（长期的）、可共享的电子病历体系。其他重要的临床目的还包括：将患者各种不同角度信息（如急诊、病理学、放射学、医嘱等信息）与知识信息资源（如术语表、临床实践指南、医学数字图书馆等）相整合；支持临床决策以提高患者安全和减少医疗费；以及能访问基于标准的计算应用[24]。它的需求研究历时 15 年，汇集并继承了欧洲 GEHR 项目、澳大利亚 GEHR 项目、ISO/TS 18308 标准等电子病历体系的功能需求[28]。openEHR EHR IM 因其为通用的、抽象的参考模型，因此，它不仅适用于建构电子病历的逻辑结构，而且适用于其他临床信息系统的模型建构。

HL7 是美国国家标准学会（American National Standards Institute，ANSI）认可的标准开发组织，HL7 通信标准规范了医疗环境下，各个医疗机构和领域间通信内容和交换格式[29]。HL7v3 是 HL7 通信标准第三版，它是一个标准家族，旗下有若干子标准。HL7v3 采用了新的、更全面的通信开发方法——通信开发框架(Message Development Framework，MDF)来表达临床信息交换。HL7 RIM 是 HL7v3 标准家族中非常重要的子标准，是 HL7v3 所有模型和标准建立的基础[25]，它描述了在特定临床或管理背景下所需的数据内容，并提供 HL7 范围内信息通信所需的语义和词汇关系的明确表达。因此，HL7 RIM 是面向整个医疗信息体系，而且是侧重信息通信和交换时的模型框架，而不是主要针对电子病历体系内容的模型框架。

NEHTA SCS 是电子病历中事件摘要(Event Summary)的结构框架。事件摘要是在共享电子病历中，反映某个诊疗活动的关键信息。因此事件摘要是电子病历中经过选择、提炼和总结的信息，而非电子病历的所有信息。在 NEHTA 临床数据标准中建立了 12 个首选事件摘要。这 12 个首选事件摘要包括：初诊健康状况(Initial Health Profile)、普通医生诊疗(Medical Consultation — General Practitioner)、专科医生诊疗(Medical Consultation — Specialist)、影像诊断检查(Diagnostic Investigation — Imaging)、病理诊断检查(Diagnostic Investigation — Pathology)、住院患者出院(Hospital Discharge — Inpatient)、急诊患者出院(Hospital Discharge — Emergency)、药房供药(Pharmacy Provision)、社区健康咨询(Community Based Health Consultation)、会诊(Allied Health Consultation)、转诊(Referral)、事件通知(Event Notification)等。

(二) 信息视角

信息视角主要关注信息语义和信息处理，建立描述业务视角的信息结构和内容，如类、关系和行为等。

在信息的语义表达层面，openEHR EHR IM 的结构首先采用了实体等级分类的方法，将电子病历分为：ehr、composition、 content、navigation、entry、element、data value 的等级嵌套结构。其中 ehr、composition、content、navigation、entry 在 openEHR EHR IM 中定义，element 在 openEHR 数据结构信息模型中定义，data value 在 openEHR 数据类型信息模型中定义。在 entry 包下，openEHR 根据诊疗过程周期和临床研究者记录本体模型，将记录内容首先分为 CARE_ENTRY（诊疗条目）和 ADMIN_ENTRY（管理条目）。CARE_ENTRY（诊疗条目）类又进一步分为 OBSERVATION（观察）、ACTION（行为）、EVALUATION（评估）和 INSTRUCTION（指导）4 个下位类。在数据格式规范方面，openEHR EHR IM 在功能需求研究阶段就明确规定要支持 XML 语言[24]。该模型中的结构都能在如 XML schema 的实施技术规范（Implementation Technology Specification，ITS）中表达。

openEHR 标准的内容规范描述最为完整和详尽。openEHR EHR IM 中的每一个类都采用属性进行描述。公用属性包括：Purpose（目的）、Use（用法）、MisUse（误用）、Inherit（继承）、Attributes（特征）、Invariants（不变量）、Functions（功能）等。其中，Attributes（特征）属性根据不同的类还可包括更细化的属性。例如，CARE_ENTRY（诊疗条目）类下的 OBSERVATION（观察）类的 Attributes（特征）属性可包括 data（数据）和 state（状态）等属性（表 3 - 3）。openEHR EHR IM 还有一种公用属性，就是与 CEN/TC 251 委员会制定的 ENV13606《电子病历通信》[Electronic healthcare record communication（CEN）]、欧盟卫生远程信息技术框架 IV 项目制定的 Synapses 模型、GEHR、HL7v3 等标准进行映射。例如，OBSERVATION 类的属性"HL7v3"的属性值为"Observation"，表明 EHR IM 中的 OBSERVATION 类与 HL7v3 中的 Observation 类相对应。

表 3 - 3　openEHR EHR IM OVSERVATION 类的属性

属性名称	属性内容	
Class(类名)	OVSERVATION	
Purpose(目的)	Entry subtype for all clinical data in the past or present，i.e. which（by the time it is recorded）has already occurred.	
Use(用法)	OBSERVATION is used for all notionally objective（i.e. measured in some way）observations of phenomena，and patient-reported phenomena，e.g. pain.	
MisUse(误用)	Not used for recording opinion or future statements of any kind，including instructions, intentions, plans etc.	
CEN	Cluster	
GEHR	G1 _ OBSERVATION _ CONTENT，G1 _ SUBJECTIVE_ CONTENT	
HL7v3	Observation	
Inherited(继承)	CARE_ENTRY	
attributes (特征)	Signature (特征名称)	Meaning (特征含义)
1..1	data：HISTORY<ITEM_ STRUCTURE>	The data of this observation，in the form of a historyof values which may be of any complexity.
0..1	state：HISTORY <ITEM_STRUCTURE>	Optional recording of the state of subject of this observation during the observation process，in the form of a separate history of values which may be of any complexity.
Invariants(不变量)	Data_valid：data /= Void	

在信息的语义表达层面,HL7 RIM 首先采用实体分面分类的方法。将医疗抽象信息分为 6 个处于同一等级的主干类,包括:Act(行为)、Entity(实体)、Role(职能)、Participation(参与)、ActRelationship(行为关系)和 RoleLink(职能关系)。其中,Act(行为)、Entity(实体)和 Role(职能)可以形成进一步的上下位类的等级嵌套结构。在数据格式规范方面,HL7v3 标准家族专门发布了《XML 实施技术规范——结构》(XML Implementation Technology Specification — Structures)的标准。该标准提出了 HL7v3 采用 XML 作为编码规则的实施技术规范,即 HL7v3 标准中所有通信信息如何采用 XML 表达[30]。

HL7 RIM 中的类由属性来描述。不同的类可拥有不同的属性,如 Act(行为)类就包括:classCode(类代码)、statusCode(状态代码)、interruptibleIndid(中断指征)、effectiveTime(有效时间)等。每个属性又被 Vocabulary domain(术语域)、Definition(定义)、Constraints(约束条件)、Discussion(讨论)、Rationale(基本原理)、Example(实例)等元数据进一步描述。

例如,类名为 observation(观察)的类,其属性包括:value(值)、methodCode(方法代码)、interpretationCode(解释代码)、targetSiteCode(目标部位代码)。其中,value(值)包括 Definition(定义)和 Constraints(约束条件)元数据。Definition(定义)指明 value(值)属性是由观察行为确定的信息。Constraints(约束条件)元数据说明 value(值)属性在没有限制时,可以是任何数据类型;同时也指明可能的数据类型选择。例如,定量测定常用 Physical Quantity(PQ,物理量),浓度测定常用 Ratio(RTO,比率)等。interpretationCode(解释代码)属性又包含 Vocabulary domain(术语域)、Definition(定义)、Discussion(讨论)元数据。其中,

Vocabulary domain（术语域）为 ObservationInterpretation，表明 interpretationCode（解释代码）取值在 ObservationInterpretation 术语词表中；Definition（定义）指明 interpretationCode（解释代码）为一种或多种代码用以对观察粗略定性解释，如"正常""异常""低于正常"等；Discussion（讨论）说明了 interpretationCode（解释代码）又可称为异常标记（表 3 - 4）。

表 3 - 4　HL7 RIM observation（观察）类的属性

属性名称	属性值类型	属性描述
value（值）	ANY	Definition（定义） Constraints（约束）
interpretation Code（解释代码）	SET＜CE＞	Vocabulary domain（术语域）： ObservationInterpretation（CWE） Definition（定义） Discussion（讨论）
methodCode（方法代码）	SET＜CE＞	Vocabulary domain（术语域）： ObservationMethod（CWE） Definition（定义） Examples（举例） Constraints（约束）
targetSiteCode（目标部位代码）	SET＜CD＞	Vocabulary domain（术语域）： ActSite（CWE） Definition（定义） Constraints（约束） Discussion（讨论）

在信息的语义表达层面，NEHTA SCS 首先采用实体等级分类的方法。将电子病历中事件摘要内容部分分为：section（文档段）、data group（数据组）、data element（数据元）、value domain

（值域）的等级嵌套结构[26]。NEHTA SCS 与同样采用实体等级分类法的 openEHR EHR IM 不同的是，首先，它比 openEHR EHR IM 等级结构所用的级次更为简单。内容部分根目录 section 与最小信息单元 data element（数据元）之间，只由 data group（数据组）衔接。data group（数据组）作为主要的"数据容器"可以直接容纳 data element（数据元），也可以容纳更小的不同级次的 data group（数据组）；其次，它没有像 openEHR EHR IM 那样，在 entry（条目）包下，还根据诊疗过程周期和 CIR 模型，对 entry（条目）包进行了更明确的分类。因此 NEHTA SCS 的等级结构比 openEHR EHR IM 更为抽象。在数据格式规范方面，NEHTA SCS 能够很好地被 XML 等规范语言表达。

　　NEHTA SCS 的数据结构主要包括：structured document（结构文档）、section（文档段）、data group（数据组）、data element（数据元）和 value domain（值域）。NEHTA SCS 规定了每个具体结构层次的描述属性。例如，structured document（结构文档）属性为标识类、定义类、关系类；section（文档段）、data group（数据组）、data element（数据元）的属性为标识类、定义类、用法类和关系类属性；value domain（值域）的属性为标识类、定义类、值域类和关系类属性。其中，每个结构层次采用的同类属性里面的具体下位属性可以有所不同，且每一个属性都有明确的定义（表 3－5）。

表 3－5　NEHTA SCS 的主要属性

属性名称	属 性 内 容
Identification Section（标识类）	
Label（名称）	A suggested display name for the component. (Source NEHTA.)

属性名称	属 性 内 容
Metadata Type（元数据类型）	The metadata type of the component，e.g. section, data group or data element.（Source NEHTA.）
Identifier(标识符)	A NEHTA assigned internal identifier of the concept represented by the component. （Source NEHTA.）
OID(对象标识符)	An object identifier that uniquely identifies the concept represented by the data component.（Source NEHTA.）
Definition Section(定义类)	
Definition(定义)	The meaning, description and/or explanation of the data component.（Source NEHTA.）
Definition source （定义来源）	The authoritative source for the Definition statement.
Synonymous name （同义名称）	A list of any names the data component MAY also be known as.（Source NEHTA.）
Data Type(数据类型)	The data type of the data element，e.g. DateTime or Text.（Source NEHTA.）
Value Domain（值域）	The Data type is applicable only to data elements. The valid data types are specified in the Data Types Legend.
Value Domain Section(值域类)	
Source(来源)	The name of the terminology or vocabulary from which the value domain's permissible values are sourced，e.g. SNOMED CT-AU，LOINC.
Permissible Values （允许值）	List of permissible values in the value domain.

105

属性名称	属 性 内 容
Usage Section（用法类）	
Examples（实例）	One or more demonstrations of the data that is catered for by the data element. （Source NEHTA.）
Conditions of Use（使用条件）	Prerequisites, provisos and/or restrictions for use of the component. （Source NEHTA.）
Misuse（误用）	Incorrect, inappropriate and/or wrong uses of the component. （Source NEHT A.）
Default Value（默认值）	A common denomination, or at least a usable denomination, from the Value Domain where available and/or applicable, typically assigned at the creation of an instance of the component. （Source NEHTA.）
Relationships Section（关系类）	
关系类包括了上位类和下位类的名称、数据类型、必备性和重复次数等	

标识类属性包括 Label（名称）、Metadata Type（元数据类型）、Identifier（标识符）和 OID（对象标识符）；定义类属性可包括 Definition（定义）、Definition source（定义来源）、Synonymous name（同义名称）、Data Type（数据类型）和 Value Domain（值域）等属性；值域类属性包括 Source（来源）和 Permissible values（允许值）；关系类属性揭示 section（文档段）、data group（数据组）、data element（数据元）和 value domain（值域）的上位类和下位类名称、数据类型、必备性和重复次数等。

（三）计算视角

计算视角反映信息构件表达功能单元的能力，即信息单元组合和分解能力，以及组合分解后能实现特定目的和功能的能力。openEHR EHR IM、HL7 RIM 和 NEHTA SCS 都是采用模块化方法建立的，所以，完全具备信息构件的组合和分解能力。openEHR EHR IM 是在长期研究欧美地区的电子病历基础上发展建立的，它是面向电子病历的信息模型，因此，模型中有电子病历特有的固化结构，有可能不适于其他国家和地区的电子病历系统的环节。HL7 RIM 是完全抽象的信息模型，它不针对特定的医学信息领域，相当于建立具体信息模型的元模型，如 HL7 CDA 就是在 HL7 RIM 基础上建立的。NEHTA SCS 面向临床信息，包括电子病历、病历摘要等。它的数据结构和组合方式更为灵活，既没有针对特定领域的固化结构，也可以直接用于建立知识语义模型。

openEHR、HL7 和 NEHTA 都建立了专门的数据类型标准。并且三个数据类型标准中的数据类型都为等级结构，并且采用 UML 语言描述。

openEHR 数据类型信息模型（Data Types Information Model）构建在整数、实数、布尔、字符等初始数据类型上。每个数据类型名称前用前缀"DV_"表示，以与程序语言或程序库中的名称区别开来。数据类型由 basic（基本）、text（文本）、time_specification（时间规范）、URI（统一资源标识符）、quantity（数量）、date_time（日期时间）、encapsulated（封装）6 个包组成[31]。

《HL7v3 数据类型抽象规范》（HL7 Version 3 Standard Data Types — Abstract Specification）定义了 33 个数据类型[32]。该规范采用了 4 种形式来定义数据类型，包括文本描述、UML 语言、表格和形式化数据类型定义语言（Formal Data Type Definition Language, DTDL）。

《NEHTA 规范数据类型》（Data Types in NEHTA Specifications）遵循 ISO 21090《卫生信息学——信息交换用兼容数据类型》（Health informatics — Harmonized data types for information interchange）[33]。

NEHTA 规范数据类型包括 6 类数据类型：basic data types（基本数据类型）、text and binary data types（文本和二进制数据类型）、coded data types（编码数据类型）、identification and location data types（标识符和位置数据类型）、quantity data types（数量数据类型）和 continuous set data types（连续集数据类型）。

综上，openEHR EHR IM、HL7 RIM 和 NEHTA SCS 中，openEHR EHR IM 和 NEHTA SCS 主要是面向临床信息、电子病历的模型标准，适用于电子病历和临床研究等临床信息模型的建立。HL7 RIM 是医学信息领域的抽象模型标准，是建立医学信息领域特定信息模型的元模型。因此，不能直接用于特定信息模型的建立。openEHR 项目的研究最为成熟，openEHR EHR IM 的构建最为完善和全面。但是该模型主要是在欧美地区的电子病历基础上发展的，有可能不适于其他国家和地区的电子病历信息模型的建立。NEHTA SCS 的数据结构和组合方式比较灵活，适用于各个国家地区和各个层次的临床信息模型的建立（表3-6）。中国《电子病历基本架构与数据标准（试行）》就采用了NEHTA SCS 元模型的构建方法。

表 3-6　openEHR 电子病历信息模型、HL7 RIM 和 NEHTA SCS 元模型宏观比较

openEHR 参考模型	HL7 RIM	NEHTA SCS 元模型
数据结构		
COMPOSITION	Act	Structured Document
SECTION	Entity	Section
ENTRY	Role	Data Group
Element	Participation	Data Element
Terminology	ActRelationship	Value Domain
	RoleLink	

续表

	openEHR 参考模型	HL7 RIM	NEHTA SCS 元模型
框架结构层面分析法			
业务视角	面向电子病历	面向医学信息领域；医学信息模型的元模型	面向临床信息
信息视角	采用实体等级分类；支持 XML 语法	采用实体分面分类；支持 XML 语法	采用实体等级分类；支持 XML 语法
计算视角	信息模块化，可分解与组合；包含电子病历固化结构	信息模块化，可分解与组合；过于抽象，难于直接建立知识语义模型	信息模块化，可分解与组合；结构灵活，易于扩展

三、openEHR AM、NEHTA DCM 和 CEM 的基本结构

目前，知识语义层的信息模型有一个较为统一的名称：DCM，DCM 就是基于约束的领域概念模型，它是表达临床概念的较小的、独立的信息模型，可以标准化和复用[34]。openEHR AM、NEHTA DCM 和 CEM 都是这种知识语义层面信息模型。其中，openEHR AM 和 NEHTA DCM 均有对应的参考模型标准（openEHR EHR IM 和 NEHTA SCS），CEM 是单独建立的 DCM 模型。

openEHR AM 包括 3 个标准文件：ADL、AOM 和 oAP。其中，AOM 是采用标准化的方法表达建立在参考信息模型基础上的原型通用模型，它相当于原型的语义模型；ADL 则提供原型的抽象语法；oAP 定义参考信息模型中可以被原型化的类和属性[35]。

AOM 是 openEHR 的原型模型的核心标准，它不是某个具

体实例原型的模型,而是所有原型实例通用的抽象结构模型,采用 UML 语言描述。整个 AOM 定义在名为 am. archetype 的包(package)内。am.archetype 包中最主要的包为 archetype(原型)包,archetype(原型)包中又嵌套了 constraint_model(约束模型)包、ontology(本体)包和 assertion(声明)包。

Archetype(原型)包中有两个类(class):ARCHETYPE(原型)类和 VALIDITY_KIND(有效性种类)类。ARCHETYPE(原型)类包含标识符、语种、版本历史等描述具体类的背景属性,如 archetype_id(原型标识符)、concept(概念)、version(版本)等;VALIDITY_KIND(有效性种类)类规定了 constraint_model(约束模型)包中类的某些属性约束条件,即 mandatory(必备)、optional(可选)、disallowed(不允许)或 value(值)等(图 3 - 13)。

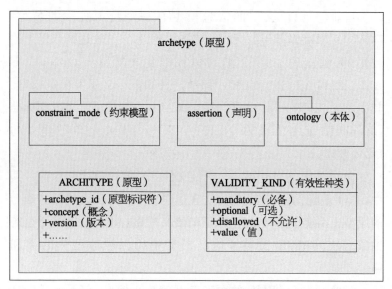

图 3 - 13　archetype 包结构框架

constraint_model(约束模型)包是原型的主要部分,是对具体原型实例中具体概念、结构和数据定义和约束的抽象模型包。constraint_model(约束模型)包分为属性节点类型(Attribute Node Types)和对象节点类型(Object Node Types)。其中,属性节点类型用 C_ATTRIBUTE(C_属性)表示,它由 C_SINGLE_ATTRIBUTE(C_单一属性)和 C_MULTIPLE_ATTRIBUTE(C_集合属性)构成。对象节点类型用 C_OBJECT(C_对象)表示,它包括 C_COMPLEX_OBJECT(C_复杂对象),如 openEHR EHR IM 中的 SECTION(文档段)或 ENTRY(条目)和 C_PRIMITIVE_OBJECT(C_简单对象)(图 3-14)。

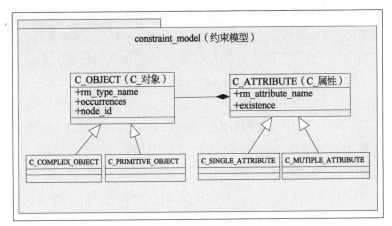

图 3-14　constraint_model 包结构框架

Assertion(声明)包的主要构成是 ASSERTION(声明)类,它是对原型中常量的声明。ontology 包的主要构成为 ARCHETYPE_ONTOLOGY(原型-本体)类,它是表达原型实例所用的术语或编码体系。

我们采用常用的临床概念血压来做一个原型实例的说明。

原型"blood pressure（血压）"是 openEHR EHR IM 中 OBSERVATION（观察）类的一个具有约束条件的原型实例。在 openEHR 临床知识管理平台（clinical knowledge manager）中[36]，原型"blood pressure（血压）"的 Header（头标）和 Attribute（属性）就是原型模型中的 ARCHETYPE（原型）类，其为描述原型整体的背景属性，包括：archetype_id（原型标识符），其值为 openEHR-EHR-OBSERVATION. blood_pressure. v1；concept name（概念名称），其值为 Blood Pressure；purpose（目的），其值为 To record the systemic arterial blood pressure of an individual 等。在 constraint_model（约束模型）包中定义了原型"blood pressure（血压）"的结构和内容。一般来说，OBSERVATION 类通常包括 Data（数据）、State（状态）和 Protocol（协议）等属性，这些属性可以包含下位结构。data（数据）中容纳观察记录的实际数据。例如，原型"blood pressure"的 Data（数据）一般包括 Systolic（收缩压）、Diastolic（舒张压）、Mean Arterial Pressure（平均动脉压）等；State（状态）主要指有助于理解 Data（数据）的，反映观察对象状态、体位的详细信息；Protocol（协议）表达观察是如何实施的。如观察方法、观察设备等（图 3 - 15）。assertion（声明）包中的 ASSERTION（声明）类对原型的常量进行声明。例如，原型"blood pressure（血压）"的常量说明"systolic pressure should be ≥ diastolic pressure（收缩压必须≥舒张压）"就是 ASSERTION（声明）类中的声明。ontology（本体）包包括内部术语和外部术语标准。archetype：blood pressure（原型：血压）中出现的所有词汇都在 ontology（本体）包中给出了代码和定义，如 blood pressure（血压）一词，代码为 at0000，systolic（收缩压）代码为 at0004，diastolic（舒张压）代码为 at0005。

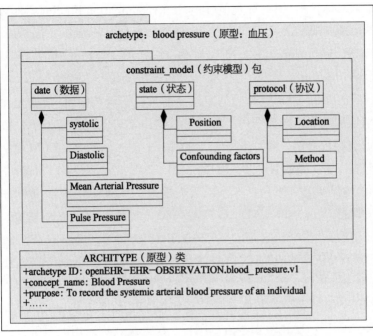

图 3-15 原型:"blood pressure(血压)"结构框架

NEHTA DCM 是在具体临床实例中,对 NEHTA SCS 约束后形成的。目前 NEHTA DCM 发布了 10 个 DCM 模型标准,分别是:不良反应 DCM 规范(Adverse Reaction DCM Specification v3.1)、身体计量 DCM 规范(Body Measurement DCM Specification v1.0)、影像学检查 DCM 规范(Imaging Examination Result DCM Specification v2.1)、医疗保险库 DCM 规范(Medicare Repositories DCM Specification v1.0)、用药指导和药物作用 DCM 规范(Medication Instruction and Action DCM Specification v2.2)、合集 DCM 规范(Miscellaneous DCM Specification v1.3)、病理学检测结果 DCM 规范(Pathology Test Result DCM Specification v2.1)、体检结果 DCM 规范(Physical Examination Findings DCM Specification v1.0)、问题诊断 DCM 规范(Problem Diagnosis DCM Specification v3.1)和操作 DCM 规范(Procedure DCM Specification)[37]。

NEHTA DCM 是数据组层面的规范。由数据组、数据元和值域构成等级嵌套结构。每一个数据组都可以包含若干下位数据组和数据元。例如,体检结果 DCM 规范中,体检结果 DCM 模型包括 1 个一级数据组——PHYSICAL EXAMINATION FINDINGS(体检结果),其下包括 3 个二级数据组: ASSESSMENT GROUP(评估组)、CONFOUNDING FACTOR(干扰因素)和 LINK(连接)。二级数据组"ASSESSMENT GROUP(评估组)"又包括 PHYSICAL BODY MEASUREMENT(身体计量)和 QUESTION RESPONSE(问题应答)等下位数据组;数据组"PHYSICAL BODY MEASUREMENT(身体计量)"还包括下位数据组"REFERENCE RANGE DETAILS(参考值范围)"。数据组名称采用大写字母形式,每个数据组中都包含若干数据元,如 PHYSICAL BODY MEASUREMENT(身体计量)数据组包括 Physical Body Measurement Type(身体计量类型)和 Physical Body Measurement Value(身体计量值)数据元。数据元名称采用单词首字母大写的形式(图 3 - 16)。

每一个 DCM 模型中的数据组、数据元、值域都由 NEHTA SCS 规定的属性来约束。在 NEHTA SCS 中 data group(数据组)、data element(数据元)的属性包括标识类、定义类、用法类和关系类;value domain(值域)的属性包括标识类、定义类、值域类和关系类。身体计量 DCM 规范中,数据元"Position(体位)"和值域"Position Values(体位值)"的属性如图 3 - 17 所示。

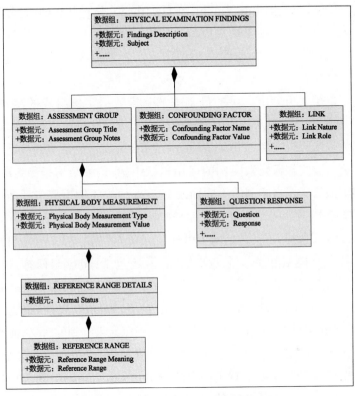

图 3‑16　体检结果 DCM 结构框架

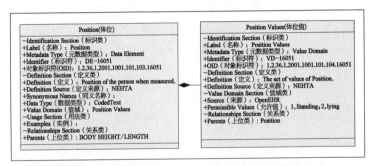

图 3‑17　数据元"Position(体位)"及值域的属性

CEM 是美国 Intermountain Healthcare 公司开发的，它分为抽象实例模型和抽象约束模型。抽象实例模型定义了临床数据实例的通用结构，抽象约束模型则定义了抽象实例模型中值的约束[38]。

电子病历是由大量的最基本的临床数据实例组成的，美国 Intermountain Healthcare 公司的研究人员将这种临床数据实例称为临床元素实例（Clinical Element Instance），抽象实例模型就是装载这些临床元素实例的通用树状结构，这种结构是稳定的，它不随临床元素实例的不同而改变[38]。抽象实例模型包括 3 个基本部分：type（类型）、key（键）和 value choice（值选择）。value choice（值选择）下又包括两个可选项，data（数据）或 item（项目）。抽象实例模型除了 3 个基本结构外，还包括：mods（修饰词）、quals（限定词）、atts（属性）、instanceId（实例标识符）和 alt（可选值）。其中 mods（修饰词）、quals（限定词）和 atts（属性）最为常用。mods（修饰词）在某种程度上改变临床元素实例的含义，使人们在采用该实例时要考虑到该 mods（修饰词）对该实例的影响；quals（限定词）主要是对实例中的 value choice（值选择）内容增加限定信息，如实例血压的 quals（限定词）可为 BodyPostion（体位），其数据值可以表明患者在计量血压时的状态是站姿、坐姿或卧姿等。atts（属性）定义一个行为和与该行为有关的人、时间、地点、原因的信息。如实例血压的属性是 observed（观察的）（图 3 - 18）。

以实验室观察数据 SerumSodium（血清钠）为例，采用抽象实例模型表达，SerumSodium（血清钠）属于临床元素"LabObservationPanel（实验室观察面板）"的下位概念。type（类型）的值为编码值"LabObservation"，它表明该实例属于实验室观

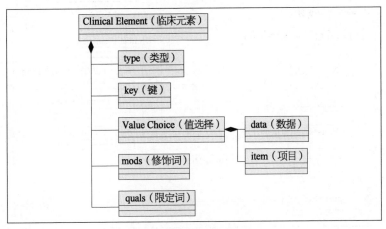

图 3 - 18　抽象实例模型结构框架

察数据；key(键)的值"SerumSodium"也为编码值，它明确临床元素实例所描述的具体概念，此处具体概念为实验室观察数据——SerumSodium(血清钠)；value choice(值选择)下包括两个可选项，data(数据)或 item(项目)。data(数据)表明一个具体数据值，其数据类型来源于 HL7v3 数据类型，如 140 mEq/L 就是一个 data(数据)的值，它如果处于临床元素据实例 SerumSodium 下，就表明血清钠的浓度指标值为 140 mEq/L(图 3 - 19)。

　　item(项目)表明其下包含一个或更多下位的临床元素，说明临床元素实例具有等级嵌套的功能，如临床元素实例的具体概念为血压，即抽象实例模型(Abstract Instance Model)中 key(键)的值为 BloodPressure，其 value choice(值选择)下就包含两个下位的临床元素项目：收缩压(类型为 SystolicBloodPressure)和舒张压(类型为 DiastolicBloodPressure)，这两个下位临床元素项目中又包含具体的 key(键)和 data(数据)等属性。

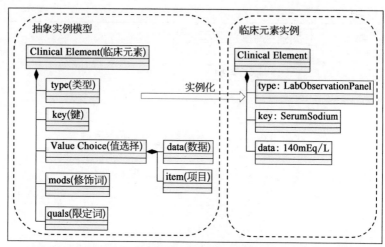

图 3 - 19 实验室观察数据 SerumSodium(血清钠)主要结构框架

抽象约束模型是对建立在抽象实例模型基础上的临床元素实例的约束和限定。在抽象实例模型的说明中,对 type(类型)值、key(键)值等的举例,就是由抽象约束模型来限定的。抽象约束模型其实是被命名的约束集合。这个被命名的约束集合就是 CEType(临床元素约束类型),它包括 3 个属性:name(名称)、base(基点)、kind(种类)和对抽象实例模型中各组成部分的 constraint(约束)列表,每个约束由 path(路径)和 value(值)组成。(图 3 - 20)。

name(名称)是 CEType(约束类型)的唯一文本型标识符,如"VitalSignsPanel""SystolicBloodPressure";base(基点)是引用和导入一个外部的 CEType(约束类型)作为该 CEType(约束类型)的起点,通常也是上位临床元素的约束类型。例如,约束类型:SerumSodium(血清钠)的 base(基点)就是约束类型:LabObservation(实验室观察);kind(种类)是对 CEType(约束类

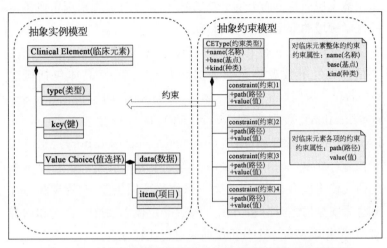

图 3-20　抽象约束模型结构及对抽象实例模型的约束示意图

型)的功能分类,目前的功能分类包括 component(组合类)、statement(声明类)、panel(面板类)、modifier(修饰词类)、qualifier(限定词类)和 attribution(属性类)。

constraint(约束列表)表达了对抽象实例模型中各组成部分的约束。每个约束由 path(路径)和 value(值)组成。path(路径)明确了被约束部分在抽象实例模型等级结构树中的具体位置;value(值)则明确被约束的具体位置的名称。例如,在约束类型:LabObservation(实验室观察)下的项目 SerumSodium(血清钠)的 path(路径)为:path="item.serumSodium.type",value(值)为:value="SerumSodium"。CEM 模型可与 HL7 RIM 等参考模型结合形成特定领域的信息模型。

四、openEHR AM、NEHTA DCM 和 CEM 的比较分析

openEHR AM、NEHTA DCM、CEM 模型的比较分析主要

采用概念层面自下而上的分析方法[23]。分析实例则选用血压这一医学领域的常用概念为例。

概念层面自下而上的方法是较微观的分析方法。该方法主要是分析处于微观单元的数据元及其关系,它具体包括概念(concept)、编码(encoding)、含义(meaning)、内容规范(content specification)、数据类型(data type)、临床医生参与(clinician involvement)、管理和保存(governance and repository)、患者安全措施(patient safety measures)等8个分析层面[23]。由于本书的研究侧重模型本身,因此暂不采用临床医生参与、管理和保存和患者安全措施等分析方法。最后确定概念、编码、含义和内容规范、数据类型等4个分析层面来进行比较分析。

(一)概念

概念反映了表达临床概念的质量和水平,它指的是临床"思维单元"在临床模型中的表达原理和规则。

openEHR AM 中的原型结构主要在 constraint_model(约束模型)包中定义。原型"blood pressure(血压)"的结构主要包括 Data(数据)、Status(状态)和 Protocol(协议)3个下位类或属性,与 openEHR 电子病历信息模型中 OBSERVATION(观察)类的结构一致。data(数据)下包括数据元:Systolic(收缩压)、Diastolic(舒张压)、Mean Arterial Pressure(平均动脉压)、Pulse Pressure(脉压差)。status(状态)下包括数据元:Position(计量体位)。protocol(协议)下包括数据元:Cuff size(血压带尺寸)、Location(身体部位)、Method(计量方法)、Mean Arterial Pressure Formula(平均动脉压公式)、Diastolic endpoint(舒张压端点)、Device(计量设备)等(图3-21)。

NEHTA DCM 模型中,血压这一概念可以由体检结果 DCM 规

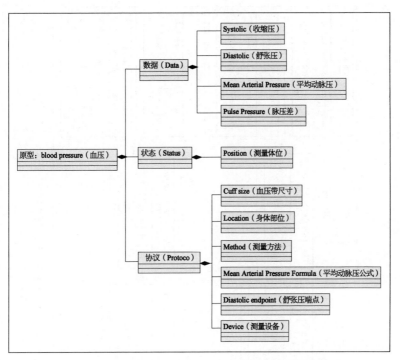

图 3-21　blood pressure(血压)在 openEHR AM 中的表达

范来表达。体检结果 DCM 规范中,数据组"ASSESSMENT GROUP
(评估组)"的下位数据组"PHYSICAL BODY MEASUREMENT"
(身体计量)表达具体的体检详细项目(图 3-22)。

　　其中,数据元"Assessment Group Title(评估组名称)"的值为血
压。数据组"PHYSICAL BODY MEASUREMENT(身体计量)"又
包括数据组"REFERENCE RANGE DETAILS(参考范围详细)"、数
据元"Physical Body Measurement Type(身体计量类型)"和数据元
"Physical Body Measurement Value(身体计量值)"。数据元
"Physical Body Measurement Type(身体计量类型)"的值可为舒

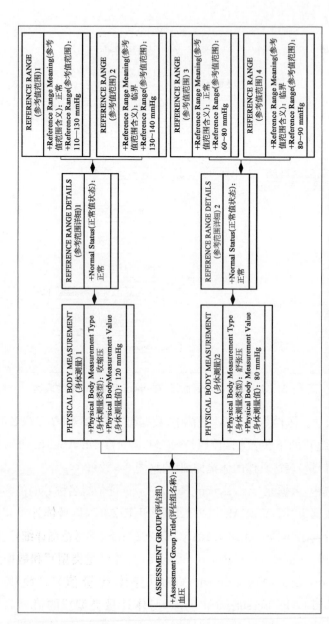

图 3 - 22 blood pressure（血压）在 NEHTA DCM 中的表达

张压或收缩压,数据元"Physical Body Measurement Value(身体计量值)"的值为实际测定的舒张压或收缩压的数值与单位。数据组"REFERENCE RANGE DETAILS(参考值范围详细)"包括数据组"REFERENCE RANGE(参考值范围)"和数据元"Normal Status(正常值状态)"。数据元"Normal Status(正常值状态)"指的是身体计量实际值的状态,如实际值的状态可以为:正常、偏低、偏高、过低、过高等。数据组"REFERENCE RANGE(参考值范围)"又包括数据元"Reference Range Meaning(参考值范围含义)"和"Reference Range(参考值范围)"。数据元"Reference Range Meaning(参考值范围含义)"代表参考值范围所指的意义,如正常值的范围或临界值的范围;数据元"Reference Range(参考值范围)"则为参考值范围含义所对应的数据取值范围,如收缩压正常值范围为 110~130 mmHg,临界值范围为 130~140 mmHg。有关计量设备的数据组则在 NEHTA DCM 模型的通用数据组:participation(参与)中定义,并可被体检结果 DCM规范引用。

依据 CEM 模型建立的血压概念模型一般包括概念 type(类型):BloodPressurePanel(血压面板);key(键):Blood Pressure(血压);item(项目):SystolicBloodPressure(收缩压)、DiastolicBloodPressure(舒张压)和 MeanArteralPressure(平均动脉压)等;quals(限定词):BodyPosition(体位)、MethodDevice(方法设备)和 BodyLocation(身体部位)等;atts(属性):Observed(观察的)。而其中每一个概念,如 Systolic Blood Pressure(收缩压)、DiastolicBloodPressure(舒张压)、BodyPosition(体位)、MethodDevice(方法设备)、Observed(观察的)等都可以构成独立的实例模型(图 3-23)。

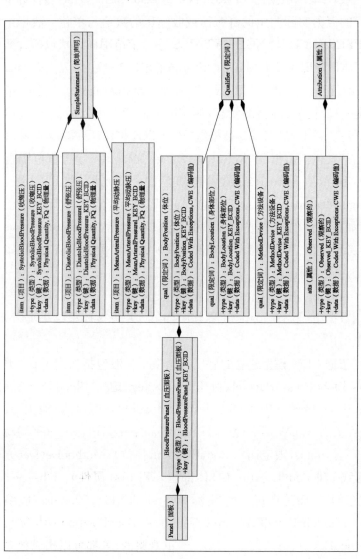

图 3－23　blood pressure（血压）在 CEM 模型中的表达

（二）编码

编码是对表达数据单元语义的外部术语的引用方式。openEHR AM、NEHTA DCM 和 CEM 模型的数据单元和值域都可以引用外部术语。openEHR AM 采用内部编码系统，也可以引用如 SNOMED CT 的术语表。例如，在 openEHR AM 基本结构部分介绍的 systolic（收缩压）的内部代码为 at0004，它在 SNOMED CT 术语表中对应的代码为 SNOMED-CT（2003）：163030003。

NEHTA DCM 的值域可被不同的数据元复用。值域往往由 SNOMED CT 或 LOINC 等术语表中的子集进行规定。例如，操作 DCM 规范中的值域——操作基础参考集（Procedure Foundation Reference Set）就引用了澳大利亚 SNOMED CT 术语集，其外部标识符为 SNOMED CT-AU Concept Id：32570141000036105。

CEM 模型主要通过 key（键）的编码值引用 SNOMED CT 或 LOINC 等术语表[39]。

（三）含义和内容规范

含义表达概念或数据单元的组合，是临床概念的知识模型、参考模型和术语模型有机结合所形成的具有临床意义和背景的更复杂的、用于特定临床目的的概念组合模型。内容规范主要指概念的定义和属性。

openEHR AM、NEHTA DCM 和 CEM 都采用模块化方法，概念与概念之间都能根据需要复用和组合以形成更复杂的概念，而且它们都能与参考模型和术语模型结合而能很好地表达临床语义。而且三个模型都采用了规范的元数据来描述和定义概念及其属性和关系。

另外，openEHR AM 和 CEM 都有专门的计算机语言来

第三章　循证医学信息模型构建理论基础和方法

125

表达模型语法。openEHR 原型模型采用 ADL；CEM 模型采用临床元素建模语言（Clinical Element Modeling Language，CEML）。openEHR AM、NEHTA DCM 和 CEM 这 3 种模型都可以采用 XML 语言来表达。

（四）数据类型

ISO/IEC 11404《通用目标数据类型》（General Purpose Datatypes）中指出，数据类型是明确数据值的一组集合，它以值的属性和值的运算为特征。数据类型有着内涵和外延。内涵为特定数据类型中所有值的共同属性；外延则为符合特定数据类型的所有值的集合[32]。

openEHR AM 数据类型来自 openEHR 参考信息模型中的 openEHR 数据类型信息模型（Data Types Information Model），NEHTA DCM 数据类型则来自 NEHTA 规范数据类型（Data Types in NEHTA Specifications）。CEM 也专门制定了临床元素数据类型规范（Clinical Element Datatypes）[40]，该数据类型规范选用了 HL7v3 数据类型中的主要数据类型。

以血压中的舒张压为例，openEHR 原型：blood pressure（血压）下的数据元——Systolic（收缩压）的数据类型为 Quantity；其属性包括 Property（性质）：Pressure（压力）；Magnitude（取值范围）下限为 0.0，上限为 1 000.0；Units（单位）为 mm[Hg]。NEHTA DCM 模型的体检结果 DCM 规范中，数据元：Physical Body Measurement Type（身体计量类型）的值可以为收缩压，数据元：Physical Body Measurement Value（身体计量值）的数据类型为 Quantity，其属性包括 value（值）和 unit（单位）。CEM 模型的数据类型在模型结构中的 data（数据）这一单元中规定。例如，血压模型中的 item（项目）：SystolicBloodPressure（收缩压）的 data（数据),其数据类型为:Physical Quantity(PQ),该数据类型包括 value(值)和 unit(单位)等属性。

综上,openEHR AM、NEHTA DCM、CEM 模型在微观的概念、编码、含义和内容规范、数据类型等方面的构建都是比较成熟和完善的。

小　　结

由于电子病历信息模型可以作为整合其他循证医学信息模型的基本框架且电子病历的构建方法也可以用于临床研究、临床实践指南和临床路径信息模型和系统的构建,因此,循证医学通用信息模型构建基础和方法主要是基于对电子病历信息模型构建过程和方法的深度解析。

在医学信息领域,两层建模法已经被广泛接受和应用。利用两层建模法将信息模型的信息语义层和知识语义层分开建立。它的优点是,信息语义层形成参考模型,它表达抽象数据结构,独立于任何特定领域,也可以说,它能被多个领域所共享。而且这一层模型简单、稳定,维护容易;知识语义层形成原型模型,它表达数据内容,这一层模型既可以表达最小的基本概念,也可以表达任何层次的复杂概念组合,采用概念分解组合方式,能表达医学领域的庞大信息体系。因此,虽然目前两层建模法主要应用于电子病历系统,但它能很好地作为建立循证医学通用信息模型的有效方法。研究将采用两层建模法建立适用于整个循证医学信息领域的信息模型。首先,建立通用的循证医学信息模型,该模型的结构框架适用于循证医学信息领域中任何一个特定领域和特定专业。其次，在循证医学信息模型基础上，建立特定专业领域的信息模型。在特定专业领域的信息模型中，综合采用核心数据集方法和模块化方法。采用核心数据集方法建立特定专业领域最小的、通用的、稳定的结构和内容；采用模块化的方法将特定专业领域的庞大信息内容分解为容易构建的模块分别建立，然后通过组合形成各种复杂模块和模板。

参考文献

［1］HILLMANN D. Using Dublin Core［EB/OL］.（2005－11－07）［2015－01－30］. http://www. dublincore. org/specifications/dublin-core/usageguide/2005－11－07/.

［2］National Information Standards Organization. Understanding Metadata［M］. Bethesda：NISO Press，2001.

［3］张正强.论电子文件管理元数据顶层框架设计的标准化［J］.信息管理，2007,20(6)：12－19.

［4］LONG J M. The POSCH data processing experience. The problem of metadata［J］. J Med Syst，1986，10(2)：173－183.

［5］BROWNE E，MAY L. Clinical Information Project Phase 1：Report PARTA-Stream 1：Clinical Information Framework［R/OL］.（2004－04－19）［2015－02－09］. http://www.health. gov.au/internet/hconnect/publishing. nsf/Content/264EBEDEC6D0D5CACA257128007B7ECC/＄File/cipp1pa.pdf.

［6］中华人民共和国卫生部，国家中医药管理局.电子病历基本架构与数据标准(试行版)［S］.北京：中华人民共和国卫生部，2009.

［7］Information Technology — Metadata Registries：ISO/IEC 11179［S/OL］.（2015－11－05）［2015－02－09］. http://metadata-stds.org/11179/.

［8］NADKARNI P M，BRANDT C A. The Common Data Elements for cancer research：remarks on functions and structure［J］. Methods Inf Med，2006，45(6)：594－601.

［9］ GRUBER T R. A Translation Approach to Portable Ontology Specifications[J]. Knowledge Acquisition, 1993, 5(2): 199 - 220.

［10］ Ontology (information science)［EB/OL］. ［2015 - 02 - 09］. http:// en.wikipedia.org/wiki/Ontology_ (information_science).

［11］ SCHULZ S, SCHOBER D, DANIEL C, et al. Bridging the semantics gap between terminologies, ontologies, and information models ［J］. Stud Health Technol Inform, 2010, 160(Pt 2): 1000 - 1004.

［12］ BEALE T, HEARD S. An ontology-based model of clinical information[J]. Stud Health Technol Inform, 2007, 129 (Pt 1): 760 - 764.

［13］ JURISICA I, MYLOPOULOS, J, YU E. Ontologies for Knowledge Management: An Information Systems Perspective[J]. Knowledge and Information Systems, 2004, 6: 380 - 401.

［14］ BRINKLEY J F, SUCIU D, DETWILER L T, et al. A framework for using reference ontologies as a foundation for the semantic web ［C］. AMIA Annu Symp Proc, 2006: 96 - 100.

［15］ GHAZVINIAN A, NOY N F, MUSEN M A. How orthogonal are the OBO Foundry ontologies? ［J］. J Biomed Semantics, 2011, 2 Suppl 2: S2.

［16］ OBO Foundry Principles ［EB/OL］. ［2015 - 02 - 09］. http:// obofoundry.org/crit.shtml.

［17］ Browse. ［2015 - 01 - 30］. http://bioportal.bioontology.org/ontologies.

［18］ HEATH T, BIZER C. Linked Data: Evolving the Web into a Global Data Space (1st edition)［EB/OL］. Synthesis Lectures on the Semantic Web: Theory and Technology, 2011, 1: 1, 1 - 136. ［2015 - 01 - 30］. http://linkeddatabook.com/editions/1.0/.

［19］ BELLEAU F, NOLIN M A, TOURIGNY N, et al. Bio2RDF: towards a mashup to build bioinformatics knowledge systems[J]. J Biomed Inform, 2008, 41(5): 706 - 716.

［20］ RECTOR A L. The interface between information, terminology, and inference models[J]. Stud Health Technol Inform, 2001, 84(Pt 1): 246 - 250.

［21］ HASSANZADEH O, KEMENTSIETSIDIS A, LIM L, et al.

LinkedCT：A Linked Data Space for Clinical Trials［J/OL］．［2015 - 01 - 30］．http：//www.cs.toronto.edu/pub/reports/csrg/596/LinkedCT.pdf.

［22］WANG H Q，LI J S，ZHANG Y F，et al. Creating personalised clinical pathways by semantic interoperability with electronic health records［J］. Artif Intell Med，2013，58(2)：81 - 89.

［23］GOOSSEN W，GOOSSEN-BAREMANS A，van der ZEL M. Detailed clinical models：a review［J］. Healthc Inform Res，2010，16(4)：201 - 214.

［24］BEALE T，HEARD S. openEHR architecture：architecture overview ［EB/OL］.（2018 - 11 - 26）［2019 - 04 - 23］. https：//specifications. openehr. org/releases/BASE/latest/architecture_overview. html # latest_ issue.

［25］Health Level Seven International（HL7）. HL7 Reference Information Model［S/OL］.［2015 - 01 - 30］. http：//www. hl7. org/implement/ standards/rim.cfm.

［26］NEHTA. NEHTA-0995：2011 Event Summary — Structured Content Specification 1.1［S/OL］.（2011 - 11 - 30）［2015 - 01 - 30］. https：// www. nehta. gov. au/implementation-resources/clinical-documents/EP-1961-2014/NEHTA-0995-2011.

［27］VALLECILLO A. RM-ODP：The ISO Reference Model for Open Distributed Processing［EB/OL］.［2015 - 01 - 30］. http：//www. enterprise-architecture.info/Images/Documents/RM-ODP.pdf.

［28］BEALE T，HEARD S，KALRA D，et al. The openEHR Reference Model. EHR Information Model［S/OL］.（2007 - 04 - 08）［2015 - 01 - 30］. http：//www. openehr. org/releases/1. 0. 1/architecture/rm/ehr_ im.pdf.

［29］BLOBEL B G，ENGEL K，PHAROW P. Semantic interoperability — HL7 Version 3 compared to advanced architecture standards［J］. Methods Inf Med，2006，45(4)：343 - 353.

［30］Health Level Seven International（HL7）. HL7 Version 3 Standard： XML Implementation Technology Specification — Structures，Release 1. 1［S/OL］.（2013 - 08 - 30）［2015 - 01 - 30］. http：//www.hl7.org/ implement/standards/product_brief.cfm?product_id=163.

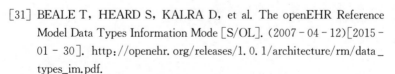

[31] BEALE T, HEARD S, KALRA D, et al. The openEHR Reference Model Data Types Information Mode [S/OL]. (2007 - 04 - 12)[2015 - 01 - 30]. http://openehr.org/releases/1.0.1/architecture/rm/data_types_im.pdf.

[32] Health Level Seven International (HL7). HL7 Version 3 Standard: Data Types — Abstract Specification, Release 2[S/OL]. (2004 - 11 - 29) [2015 - 01 - 30]. http://www.hl7.org/implement/standards/product_brief.cfm?product_id=264.

[33] NEHTA. EP-1135: 2010 Data Types in NEHTA Specifications v1.0 [S/OL]. (2010 - 07 - 09) [2015 - 01 - 30]. https://www.nehta.gov.au/implementation-resources/clinical-documents/EP-1135-2010.

[34] GOOSSEN W T. Using detailed clinical models to bridge the gap between clinicians and HIT[J]. Stud Health Technol Inform, 2008, 141: 3 - 10.

[35] BEALE T. The openEHR Archetype Model Archetype Object Model [S/OL]. (2007 - 03 - 20) [2015 - 02 - 09]. http://www.openehr.org/releases/1.0.1/architecture/am/aom.pdf.

[36] Blood pressure. [2015 - 02 - 09]. https://www.openehr.org/ckm/.

[37] NEHTA. EP-1414: 2013 Detailed Clinical Model Library v4.2[S/OL]. (2017 - 05 - 11) [2019 - 04 - 28]. https://www.nehta.gov.au/implementation-resources/clinical-documents/detailed-clinical-model-library.

[38] COYLE J, HERAS Y, ONIKI T, et al. Clinical Element Model [EB/OL]. (2008 - 11 - 14) [2015 - 01 - 30]. http:// informatics.mayo.edu/sharp/images/e/e2/CEM_Reference20081114.pdf.

[39] TAO C, PARKER C G, ONIKI T A, et al. An OWL meta-ontology for representing the Clinical Element Model[C]. AMIA Annu Symp Proc, 2011: 1372 - 1381.

[40] COYLE J, HERAS Y, ONIKI T, et al. Clinical Element Datatypes [EB/OL]. (2008 - 11 - 14) [2015 - 01 - 30]. http://wiki.siframework.org/file/view/CEDatatypes20081114.pdf/218180990/CEDatatypes20081114.pdf.

第四章

中国循证医学信息模型
基本框架与构建方法

在循证医学信息生命周期中,电子病历、临床研究、临床实践指南和临床路径等信息模型的构建逐步走向整合。但这种整合是局部的,多是电子病历分别与临床研究、临床实践指南或临床路径的结合。很少有将电子病历、临床研究、临床实践指南和临床路径的信息模型作为一个完整的体系来设计和规划。

电子病历信息模型的构建是整个循证医学信息模型构建的基础。电子病历是连接和整合临床研究、临床实践指南、临床路径的关键和枢纽,更是整个循证医学信息模型建立的基础和源头。目前,我国颁布了《电子病历基本规范(试行)》《电子病历系统功能规范(试行)》《电子病历基本架构与数据标准(试行)》WS/T 500 - 2006《电子病历共享文档规范》WS 445 - 2014《电子病历基本数据集》等电子病历规范性文件[1~5]。其中,《电子病历基本规范(试行)》是有关电子病历管理的总则、要求、条件等宏观指导性文件[1];《电子病历系统功能规范(试行)》是电子病历系统建立和运行时的功能要求[2]。这两项标准都不涉及电子病历的数据结构和数据内容。《电子病历基本架构与数据标准(试行)》是有关电子病历信息模型的首个国家标准,在它的基础上不断修订,将其内容分解并进一步研制出 WS/T 500 - 2016

和 WS 445 - 2014。WS/T 500 - 2016 规定了电子病历共享文档模板以及对文档头和文档体的一系列约束,适用于规范电子病历信息的采集、传输、存储、共享交换以及信息系统的开发应用。WS 445 - 2014 对数据元条目重新筛选,进一步规范数据元的标识符、名称、定义、数据类型、表示格式以及数据元值的允许值。《电子病历基本架构与数据标准(试行)》中电子病历基本架构和数据内容建立在对国内医院电子病历业务表单的综合整理分析和对医疗业务规范的遵循基础上,对循证医学信息模型构建有重要的参考指导意义。本章的任务就是要在分析《电子病历基本架构与数据标准(试行)》并结合国际先进信息模型构建方法的基础上,提出中国循证医学信息模型的基本框架特点和构建方法。

第一节　《电子病历基本架构与数据标准(试行版)》分析评价研究

一、中国医学信息相关数据标准

我国在医学信息领域的起步虽然较晚,但是在信息化、知识化社会的要求下,我国政府明确提出:大力推进医药卫生信息化建设[3]。并开展了一系列国家卫生信息标准基础与应用研究,形成了许多医学信息相关标准。首先,在中国国家信息技术标准框架下,形成了医学信息领域的基础标准,包括 WS/T 303 - 2009《卫生信息数据元标准化规则》、WS/T 304 - 2009《卫生信息数据模式描述指南》、WS/T 305 - 2009《卫生信息数据集元数据规范》、

WS/T306-2009《卫生信息数据集分类与编码规则》、WS370-2012《卫生信息基本数据集编制规范》等[6~10];在基础标准基础上,制定出通用数据标准,如 WS 363-2011《卫生信息数据元目录》、WS 364-2011《卫生信息数据元值域代码》等[11,12],以及各领域专用数据标准,如 WS 445-2014《电子病历基本架构与数据标准(试行)》《健康档案基本架构与数据标准(试行)》等[3,5,13](图 4-1),为我国医学信息标准化、规范化建设,为进一步优化、提升各类医学领域应用系统奠定了良好基础。

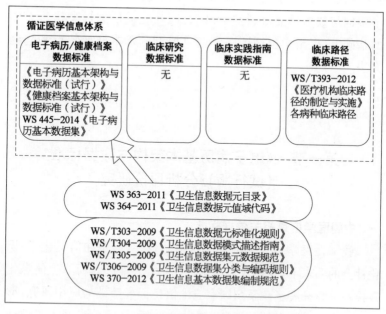

图 4-1　中国医学信息学领域相关数据标准

目前我国医学信息领域的相关数据标准主要是电子病历和健康档案的数据标准。缺少临床研究、临床实践指南、临床路径的数据标准。临床路径虽然颁布了 WS/T 393-2012《医疗机构临床路径的制定与实施》和各病种临床路径标准[14]，但是临床路径标准中的数据没有进行标准化和结构化，还仍然是纸质版的临床路径标准。

《电子病历基本架构与数据标准（试行）》规范了电子病历的数据结构和数据内容，是我国首部电子病历信息模型标准。《电子病历基本架构与数据标准（试行）》成为本研究建立中国循证医学信息模型的依据和参考。

在建立中国循证医学信息模型前，首先要分析现有《电子病历基本架构与数据标准（试行）》的框架结构和数据内容，评价其对电子病历功能需求的满足度，其用于建立循证医学信息模型的优势和不足。

二、《电子病历基本架构与数据标准（试行版）》主要内容

《电子病历基本架构与数据标准（试行版）》主要由两部分组成，一部分是电子病历基本架构，另一部分是电子病历数据标准。电子病历基本架构主要包括电子病历的概念和系统架构，内容和信息来源；电子病历数据标准是核心部分，它揭示电子病历的通用数据结构和语义内容，包括电子病历数据结构、临床文档信息模型、临床文档数据组与数据元标准和临床文档基础模板与数据集标准[3]。

电子病历数据结构是根据 NEHTA 临床数据标准下的数据规范元模型建立的，它由 4 层等级结构组成。最顶层为临床文档，它是记录诊治对象参与的特定卫生事件的数据集合；第 2 层为文档段，临床文档可拆分为若干文档段，文档段将具有特定临床语境的信息组织起来易于导航和查询；第 3 层为

135

数据组,它由若干子数据组或数据元组成,表达特定临床概念。数据组下可以包括下位数据组或数据元;数据元位于数据结构的最底层,是最小的、可以赋值的数据单元。数据组和数据元均可以复用[3](图4-2)。

电子病历临床文档信息模型的作用是为电子病历临床文档建立通用的、标准化的数据表达框架,它有助于临床文档的结构化和组织,且独立于任何具体的信息系统。临床文档信息模型根据 HL7 CDA 制定理念,将临床文档分为文档头和文档体两部分。文档头

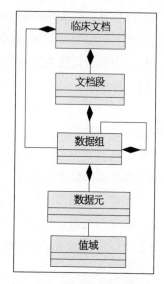

图4-2 《电子病历基本架构与数据标准(试行版)》数据结构

由包含文档、服务对象、服务提供者等的标识信息的数据组构成。它相当于管理元数据,用于临床文档层面的信息交换;文档体包括表达临床文档具体记录内容的数据组,相当于描述元数据。

电子病历临床文档数据组与数据元标准化的基础是数据组、数据元和数据元值域的标准化。《电子病历基本架构与数据标准(试行版)》一共制定了76个数据组,465个数据元和76个数据元值域代码表。76个数据组中,12个用于文档头,64个用于文档体。数据元由7个元数据属性进行描述,包括:数据元标识符、数据元名称、重复次数、定义、数据元值的数据类型、表示格式和数据元允许值[3](表4-1)。

表 4-1 《电子病历基本架构与数据标准(试行版)》中的一级数据组

文 档 头		文 档 体	
数据组标识符	数据组名称	数据组标识符	数据组名称
H.01	文档标识	S.01	主诉(症状/体征)
H.02	服务对象标识	S.02	体格检查
H.03	人口学	S.03	现病史
H.04	联系人	S.04	既往史
H.05	地址	S.05	检查
H.06	通信	S.06	医学检验
H.07	医保	S.07	诊断
H.08	卫生服务机构	S.08	操作
H.09	卫生服务者	S.09	用药
H.10	事件摘要	S.10	诊疗计划
		S.11	评估
		S.12	诊疗过程记录
		S.13	医疗费用
		S.14	护理
		S.15	健康指导
		S.16	中医"四诊"

电子病历临床文档基础模板与数据集标准包括基础模板和基础模板数据集标准两个部分。基础模板提供了构成结构化临床文档实例的组织形式,包括选择配置数据组和数据元,并且对数据组和数据元的基数约束以及数据元允许值约束;基础模板数据集标准采用属性描述规则对临床文档基础模板中所包含的数据组和数据元进行约束和限制。《电子病历基本架构与数据标准(试行版)》制定了 17 个临床文档基础模板[3](表 4-2)。

表 4-2　《电子病历基本架构与数据标准(试行版)》
中的临床文档基础临床模板

模板标识符	临床文档基础模板
MT01	病历概要基础模板
MT02	门(急)诊病历基础模板
MT03	门(急)诊处方基础模板
MT04	检查检验记录基础模板
MT05	治疗处置——一般治疗处置记录基础模板
MT06	治疗处置—助产记录基础模板
MT07	护理—护理操作记录基础模板
MT08	护理—护理评估与计划基础模板
MT09	知情告知信息基础模板
MT10	住院病案首页基础模板
MT11	中医住院病案首页基础模板
MT12	住院志基础模板
MT13	住院病程记录基础模板
MT14	住院医嘱基础模板
MT15	出院记录基础模板
MT16	转诊(院)记录基础模板
MT17	医疗机构信息基础模板

三、《电子病历基本架构与数据标准(试行版)》分析

　　《电子病历基本架构与数据标准(试行版)》的分析评价同样采用框架结构层面自上而下的方法和概念层面自下而上的方法[15]。具体的分析角度包括业务视角、信息和计算视角、概念和编码、含义和内容规范、数据类型等5个方面。

（一）业务视角

业务视角反映项目设计目的和需求。《电子病历基本架构与数据标准(试行版)》明确指出其目的是"制定国家级具有中西医结合特点的电子病历业务架构基本规范和数据标准",它用于指导电子病历信息系统的开发设计,支持电子病历系统数据交换与共享,为国家卫生信息标准化提供基础资源[3]。我们采用 ISO/TS 18308 作为评价标准来分析评估《电子病历基本架构与数据标准(试行版)》对电子病历功能需求的满足情况。ISO/TS 18308 指出电子病历体系结构需求不仅要满足各科临床医生之间、不同专业之间、不同国家之间,以及不同医疗模式之间,电子病历可利用、可共享、可交换,还要支持临床研究、流行病学研究、卫生管理、财务和医疗服务计划等二次利用和现有系统升级功能。它将电子病历体系结构需求分为 4 层等级结构,包括电子病历结构(Structure)、过程(Process)、通信(Communication)、隐私和安全(Privacy and security)、法律医学(Medico-legal)、伦理(Ethical)、用户/文化(Consumer/cultural)、升级(Evolution)等 8 个顶层类目、24 个二级类目、37 个三级类目和 124 个详细的需求项目[16]。本研究将 124 个详细的需求项目作为分析评价指标。《电子病历基本架构与数据标准(试行版)》的重点内容是数据结构和内容,所以本研究在分析评价时对评价指标进行重新归类。124 个详细需求项目被重新分为三类:结构(50 个需求项目)、过程(24 个需求项目)、和其他需求(50 个需求项目)。结果显示,《电子病历基本架构与数据标准(试行版)》能较好满足 124 个详细需求项目中的 77 项(满足率为 62.1%),其中结构类 34 项(满足率 68.0%)、过程类 22 项(满足率 91.7%)、其他需求 21 项(满足率 42.0%)[17]。

（二）信息和计算视角

信息视角反映具体信息结构和内容，计算视角反映信息单元组合和分解能力。《电子病历基本架构与数据标准（试行版）》中电子病历信息模型同样采用了类似两层建模方法。电子病历数据结构和临床文档信息模型相当于信息语义层，表达稳定、通用的数据结构，并直接编码于系统中[18]；电子病历临床文档数据组与数据元标准和基础模板与数据集标准相当于知识语义层，表达数据内容和属性。

电子病历数据结构采用了实体等级分类方法，基本沿用澳大利亚 NEHTA 临床数据标准数据规范元模型的结构，将电子病历数据层次结构分为临床文档、文档段、数据组和数据元四层。它可以根据临床卫生事件的需要将相关的数据元、数据组、文档段等按照等级结构组合起来，也可以从临床文档到数据元逐步分解。

临床文档信息模型在数据结构的基础上，进一步对诊疗业务活动记录（即临床文档）建立标准化的数据表达框架，将临床文档分为文档头和文档体两个部分。其中文档头为描述临床文档的标识信息，包括文档标识、服务对象标识、服务提供者标识等数据组；文档体为临床文档的主要内容，包括临床卫生事件具体内容数据组[3]。

电子病历临床文档数据组与数据元标准和基础模板与数据集标准作为知识语义层，是对信息语义层的电子病历数据结构和临床文档信息模型框架中的数据进行约束和限制而形成的。

数据组和数据元与数据结构和临床文档信息模型没有严格的绑定关系，数据组和数据元也可以在其他参考模型中表达和描述。

《电子病历基本架构与数据标准(试行版)》没有定义数据格式规范,但 WS/T 500－2016 已经采用 XML 从语法角度来规范卫生信息业务领域中共享电子文档的内容、架构和元素的说明[4]。

(三) 概念和编码

概念揭示数据单元的表达级别和表达质量;编码反映数据单元对外部术语或内部代码表的引用。我们仍然以血压这一概念为例,定位血压概念在《电子病历基本架构与数据标准(试行版)》的临床文档数据组与数据元标准中的表达。临床文档数据组与数据元标准中没有对血压这一概念的表达,仅有对血压中包含的收缩压、舒张压、基础收缩压和基础舒张压概念的表达。表达收缩压、舒张压、基础收缩压和基础舒张压的数据元可以聚集在数据元"观察项目名称"之下,表达收缩压和舒张压的数据元还可以聚集在数据元"一般状态检查项目"名称之下(图 4－3)。

数据元"观察项目名称"可以包含于数据组"体格检查",数据元"一般状态检查项目"则可以通过包含于二级数据组"体格检查:一般状态"中而聚集在一级数据组"体格检查"中。临床文档数据组与数据元标准中没有表达血压这一常用概念,而且也没有表达计量体位、计量部位、计量设备等概念。因此,"临床文档数据组与数据元标准"对概念的表达是不连贯的、不完整的,有缺漏的。

《电子病历基本架构与数据标准(试行版)》的临床文档数据组与数据元标准中的数据元允许值可以引用卫生系统标准 WS 364－2011,也可以引用国家标准 GB/T2261.1－2003《个人基本信息分类与代码》、GB/T2659－2000《世界各国和地区名称代码》、GB/T15657－1995《中医病证分类与代码》、GB/T16751.1－

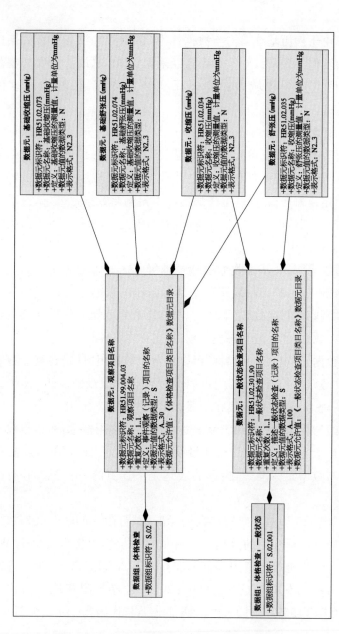

图 4-3 《电子病历基本架构与数据标准(试行版)》对血压相关概念的表达

1997《中医临床诊疗术语　疾病部分》、GB/T16751.2 - 1997《中医临床诊疗术语　证候部分》、GB/T16751.3 - 1997《中医临床诊疗术语　治法部分》和国际标准《国际疾病分类第九版临床修订版》〔International Classification of Diseases，9th Revision，Clinical Modification(ICD - 9 - CM)〕、ICD - 10。目前，"临床文档数据组与数据元标准"还没有对 SNOMED CT、LOINC 这两个临床领域重要术语表的引用。

　　但与 openEHR 原型模型和 CEM 不同的是，openEHR 原型模型和 CEM 不仅值域可以引用外部术语，各级数据项的名称也可以引用外部术语。例如，openEHR 血压原型(archetype)中收缩压(systolic)在 SNOMED CT 术语表中对应的代码为 SNOMED-CT(2003)：163030003。《电子病历基本架构与数据标准(试行版)》中只有数据元值可引用外部术语标准。

(四) 含义和内容规范

　　含义反映临床概念的定义以及临床概念知识模型、信息模型和术语模型的结合。内容规范反映概念属性和约束的描述能力。《电子病历基本架构与数据标准(试行版)》中的数据结构是模块化的等级结构，各种临床概念由数据结构中的数据元的属性描述，以及数据元和数据组的组合而形成。临床概念的名称采用一定的逻辑结构和通用的术语表达。完整的数据元名称为：数据元名称＝对象类术语＋特性类术语＋表示类术语＋(限定类术语)[10]。按照这一命名规则，临床概念的含义表达就能比较精炼、准确和统一。

　　但是《电子病历基本架构与数据标准(试行版)》中的数据组、文档段和临床文档层面没有规范的概念定义、属性描述和术语标准引用，这为不同机构间数据的交换和共享带来困难。而且《电子病历基本架构与数据标准(试行版)》中的部分临床概念元数据属性"定义"中的描述没有对事物概念的本质特征或内涵和外延做明确而简要的描述。例如,数据元"收缩压 mmHg"的定义为:收缩压的计量值,计量单位为 mmHg。这种定义方式难以揭示概念的真正含义。

《电子病历基本架构与数据标准(试行版)》的数据属性描述规则采用了 ISO/IEC 11179‑3:2013《信息技术——元数据注册库(MDR)——第三部分:注册元模型和基本属性》[Information technology — Metadata registries (MDR) — Part 3: Registry metamodel and basic attributes][19]。《电子病历基本架构与数据标准(试行版)》中的"电子病历数据组与数据元标准"部分采用面向资源整体的元数据来描述整个数据集"电子病历数据组与数据元"总的属性特征。数据集元数据包括"标识信息子集"和"内容信息子集"两部分。其中,"标识信息子集"下又细分为:数据集名称、数据集发布方-单位名称、关键词、数据集语种等;"内容信息子集"下细分为:数据集摘要和数据集特征数据元。"电子病历数据组与数据元标准"中数据元属性是第一层面——面向数据的元数据。它规定了六个类共 17 个属性,其中有 7 个适用于数据集中所有数据元的公用属性(图 4‑4)。目前实际使用的有 7 个属性,分别是:数据元标识符、数据元名称、重复次数、定义、值数据类型、值表示格式和允许值。

(五) 数据类型

《电子病历基本架构与数据标准(试行版)》规范了数据类型和表示格式[20,21]。其中,数据类型采用计算机科学中的最基本的通用数据类型,如字符型、布尔型、数值型、日期型等;表示格式采用字符含义描述加字符长度描述的方式,如"AN20"表示该数据

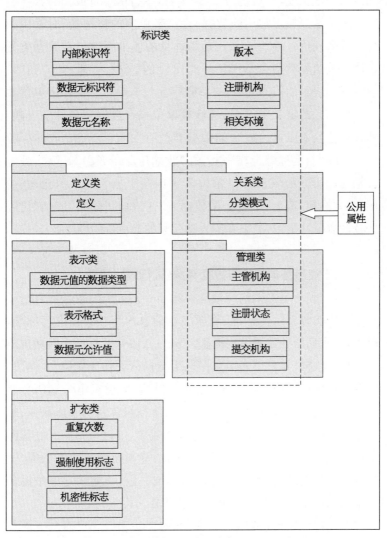

图 4-4 "电子病历数据组与数据元标准"中数据元属性

元值为固定长度，且长度为 20 个字符，字符由字母或（和）数字组成。对医学领域里常用的数据类型"带单位的物理量"时采用两种方式来表达。第一种方式是物理量的值采用数值型数据类型表达。数值型类型在 WS370‐2012 中的描述是：通过"0"到"9"数字形式表示的值的类型，只有数字而没有单位。而计量单位在对应数据元的定义中说明，且计量单位也在数据元名称上反映。如在表达收缩压这一概念的数据类型时采用数值型。收缩压单位 mmHg 与名称绑定在一起，即"收缩压（mmHg）"。第二种方式是物理量的数值和计量单位分别用两个独立的数据元表达。例如，数据组"输血"中就是用数据元"住院期间输血量"和"住院患者输血量计量单位"来共同表达完整的输血量的概念。

四、《电子病历基本架构与数据标准（试行版）》评价

《电子病历基本架构与数据标准（试行版）》虽然是针对电子病历建立的数据结构标准、临床文档信息模型和数据内容标准，但是，电子病历的数据结构沿用 NEHTA 临床数据标准数据规范元模型的结构，将电子病历数据层次结构分为临床文档、文档段、数据组和数据元这 4 层抽象、通用的结构，而没有电子病历特有的结构。这一结构也能应用到循证医学信息体系的临床研究、临床实践指南和临床路径的信息模型构建中。所以，本研究循证医学信息模型的建立就参考了《电子病历基本架构与数据标准（试行版）》的数据结构，既与现行国家标准一致，又能满足整个循证医学信息体系基本框架结构的创建要求。

在通过框架结构层面自上而下的方法和概念层面自下而上的方法分析后，发现《电子病历基本架构与数据标准（试行版）》存在着一些不足。

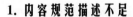

1. 内容规范描述不足

《电子病历基本架构与数据标准（试行版）》中的"电子病历数据组与数据元标准"对整个数据集和每个数据元都有属性进行描述。但是临床文档、文档段和数据组均没有属性描述和规范。

2. 不能满足医学领域对数据类型的要求

openEHR 原型模型数据类型、NEHTA DCM 数据类型和 CEM 数据类型基本上都是建立在医学领域数据类型国际标准上。openEHR 原型模型和 CEM 的数据类型是在 HL7v3 数据类型的基础上建立，NEHTA DCM 数据类型则采用国际标准 ISO 21090[22,23]。依据 HL7v3 数据类型和 ISO 21090 数据类型建立起来的数据类型都是适用于医学领域的数据类型。如 CEM 表达血压模型时，血压模型中的项目（item）：收缩压（SystolicBloodPressure）的数据类型为物理量（Physical Quantity，PQ），该数据类型包括值（value）和单位（unit）等属性。

《电子病历基本架构与数据标准（试行版）》中的数据类型采用计算机科学中的最基本、最通用的数据类型，不能很好表达医学领域里更复杂的数据类型，如带单位的物理量、参考值范围、编码文本等。例如，对带位物理量采用数值型数据类型表达。而计量单位在数据元名称上反映，并在对应数据元的定义中说明。计量单位与名称绑定方式的一个不足是在数据收集采用其他计量单位时，或者在不同系统之间进行数据交换和共享时，都会增加数据处理难度。

3. 临床概念表达不够连贯、体系不够完整

《电子病历基本架构与数据标准（试行版）》"电子病历数据组与数据元标准"中的临床概念表达不够连贯，部分临床概念缺失。

例如,常用的临床概念"血压""生命体征""围产期"等没有被标准收录。这导致临床概念的等级体系不完整。部分具体的细化概念因为没有直接上位概念的归类和组织而缺乏明确逻辑关系。例如,临床概念"血压"的下位概念"收缩压"和"舒张压"直接归类于数据元目录"一般状态检查项目名称"或数据元目录"观察项目名称",而作为重要上位概念的"血压"却未出现在标准中。这使临床概念等级体系结构出现断层,不利于人们认知理解和计算机的语义表达。

4. 对国际标准编码系统引用不足

《电子病历基本架构与数据标准(试行版)》"电子病历数据组与数据元标准"主要是对国际标准 ICD - 9 - CM 和 ICD - 10 的引用。虽然"临床文档数据组与数据元标准"中提到部分数据元可以引用 SNOMED CT 和 LOINC 这两个临床领域重要术语表。但医疗机构和人员对 SNOMED CT 和 LOINC 还不熟悉,实际应用还没有展开。

第二节　中国循证医学信息模型框架结构

为了使中国循证医学信息模型与整个中国医学信息标准化一致,尽量遵循目前卫生领域已有的成熟标准;为了使中国循证医学信息模型与整个国际化标准相适应,同时也要遵循国际医学信息相关标准。

循证医学信息模型包括电子病历信息模型、临床研究信息模型、临床实践指南信息模型和临床路径信息模型。其中临床研究信息模型和临床路径信息模型是最重要的两个模型,因为临床研究和临床路径是循证医学中最佳临床证据产生和利用的最直接环节,是循证医学信息领域最重要的两个支点。电子病历和临床研究都是最佳证据的来源,但电子病历通常并不直接参与到临床证据的产生,而是为临床研究提供来源数据。临床研究才是直接产生临床证据的关键环节。临床实践指南和临床路径都是实践最佳临床证据的途径,但临床实践指南是宏观的指导性文件,通常不直接参与到临床诊治过程,而只是为临床诊治提供推荐意见。临床路径才是直接规范临床诊治步骤的关键环节。因此,本章的任务是建立中国循证医学信息模型的通用框架结构和基本方法。第五章和第六章的任务是建立具体的临床研究信息模型和临床路径信息模型。

本研究构建的中国循证医学信息模型采用目前国际通行的两层建模法分别建立参考模型和概念模型。信息语义层与知识语义层构成参考模型和概念模型的关系可以用乐高积木来说明。在乐高积木中,它的机械说明书就好比参考模型,它说明了各种积木间如何耦合和连接。根据机械说明书,若干积木根据耦合和连接规范,可以构造和组合出很多不同的形状。很多形状虽然耦合和连接正确但却不表达任何意义。乐高积木的形状设计说明书就好比概念模型,它规定某个特定的形状,如房屋、汽车等,采用哪几种积木,每种积木多少块,每块积木如何与其他积木进行耦合和连接,根据形状设计说明书能选择乐高积木中的一部分,构造出设计说明书上的形状[24]。

参考模型和概念模型这两层模型的建立,主要依据国家和国际电子病历相关信息标准。因为电子病历信息模型是循证医学信息模型的基础和起点,具有整合临床研究、临床实践指南和临床路径的要求和能力；电子病历信息模型的研究已经形成完善成熟的体系。

在中国循证医学信息模型的构建中，还借鉴了信息领域和医学信息领域的其他相关标准，如 ISO/IEC 11179、WS/T 303 - 2009、WS 363 - 2011、WS 364 - 2011 等。

一、中国循证医学信息参考模型
（一）参考模型数据结构

参考模型位于两层建模法建立的信息模型中的信息语义层，是表达特定环境实体关系的，并支持该环境的统一标准和规范的抽象框架[25]。信息参考模型是完整信息模型的骨架，一般来说，它是由少量、简单的通用概念构成，使系统间易于达成共享语义的数据结构。然后根据数据结构再建立特定领域专用的参考模型。

参考《电子病历基本架构与数据标准（试行版）》数据结构，中国循证医学参考模型的数据结构分为 5 层，也即 5 个具有等级结构的类，包括：信息领域类型、结构文档、文档段、数据组和数据元。其中，信息领域类型、结构文档、文档段、数据组是容纳数据的"数据容器"，它们不能被赋予具体的数据值；数据元则是可以赋值的最小数据单位（图 4 - 5）。

中国循证医学参考模型的 5 层数据结构不仅可以与国际相关标准中的对应数据项准确映射，而且与中国《电子病历基本架构与数据标准（试行版）》数据结构中的临床文档、文档段、数据组和数据元 4 层结构，基本一致，增加了信息参考模型的兼容性和通用性（表 4 - 3）。为了与国际和国内标准统一起见，中国循证医学信息模型中每一类对应的具体实例数据项均称作"元素"，描述

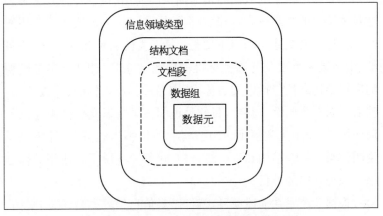

图 4-5 中国循证医学参考模型的数据结构

各个元素的元数据称作"属性",而数据结构中的信息领域类型、结构文档、文档段、数据组和数据元则为"元素类型",从元素的"元素类型"可以看出该元素处于信息模型中的哪一个层次。

表 4-3 中国循证医学参考模型与相关标准参考模型的映射

	信息参考模型			
	中国循证医学参考模型	openEHR EHR IM	NEHTA SCS	《电子病历基本架构与数据标准(试行版)》数据结构
数据结构	信息领域类型	EHR		
	结构文档	COMPOSITION	Clinical document	临床文档
	文档段	SECTION	Section	文档段
	数据组	ENTRY	Data group	数据组
	数据元	ELEMENT	Data element	数据元

尽管参考模型的数据结构为抽象的通用的数据结构,它不表达具体特定的临床概念,但是数据结构中的每一类依然要采用属性来描述。其描述的内容主要是:每一类的名称和标识、使用目的、上下级关系以及与其他标准的映射关系等。因此,参考模型的数据结构属性包括中文名称、英文名称、简称、目的、等级关系、映射关系6个属性。其中,目的是说明该类在概念模型中应该如何使用,如使用注意事项、使用举例、使用不当的情况;等级关系说明该类上一级结构和下一级结构;映射关系说明其他相关标准中与该类对应的类目。

　　根据5个属性描述项目,就可以对信息领域类型、结构文档、文档段、数据组和数据元这5类抽象的数据结构做清楚的说明(表4-4~表4-8)。

表4-4　信息领域类型的属性

属 性 名 称	属 性 内 容	
中文名称(Cname)	信息领域类型	
英文名称(Ename)	Domain Category	
简称(ShortName)	DC	
目的(Purpose)	进入某个特定循证医学信息模型的根目录。在具体概念模型中,领域类型可以为电子病历、临床研究、临床实践指南和临床路径等。	
映射关系 (Mapping)	openEHR	EHR
等级关系 (Hierarchy)	上级	
	下级	结构文档

表 4 – 5　结构文档的属性

属 性 名 称		属 性 内 容
中文名称(Cname)		结构文档
英文名称(Ename)		Structured Document
简称(ShortName)		SD
目的(Purpose)		组成某个特定循证医学信息参考模型的顶层"容器",是卫生事件产生的相关信息的数据集合。如电子病历中的住院病案首页。
映射关系 (Mapping)	openEHR	COMPOSITION
	NEHTA	Structured Document
	电子病历基本架构与数据标准	临床文档
等级关系 (Hierarchy)	上级	
	下级	文档段;数据组

表 4 – 6　文档段的属性

属 性 名 称	属 性 内 容
中文名称(Cname)	文档段
英文名称(Ename)	Section
简称(ShortName)	Section
目的(Purpose)	文档段是结构文档的下位类。文档段可以进一步划分为若干下位文档段,也可以直接由若干数据组组成。文档段的主要目的是导航数据集合中数据项,以便于用户查询检索;还可以支持生成电子病历摘要等的二次利用。例如,电子病历中的疾病史、目前用药等就属于文档段。

属 性 名 称		属 性 内 容
映射关系 （Mapping）	openEHR	SECTION
	NEHTA	Section
	电子病历基本架构与数据标准	文档段
等级关系 （Hierarchy）	上级	结构文档
	下级	文档段；数据组

表 4 - 7　数据组的属性

属 性 名 称		属 性 内 容
中文名称（Cname）		数据组
英文名称（Ename）		Data Group
简称（ShortName）		DG
目的（Purpose）		数据组表达一个特定概念，它由若干下位数据组或数据元组成。数据组可以复用。例如不良反应、血压等都属于数据组。
映射关系 （Mapping）	openEHR	ENTRY
	NEHTA	Data Group
	HL7v3	CDA Document
	电子病历基本架构与数据标准	数据组
等级关系 （Hierarchy）	上级	文档段；结构文档
	下级	数据组；数据元

表 4‑8　数据元的属性

属 性 名 称	属 性 内 容
中文名称(Cname)	数据元
英文名称(Ename)	Data Element
简称(ShortName)	DE
目的(Purpose)	数据元是可被赋值的、不可再分的最小数据单位。数据元的值由值域来约束。数据元可以被不同的数据组复用,其值域可根据不同数据组而不同。
映射关系(Mapping)	openEHR　　ELEMENT NEHTA　　Data Element HL7v3　　CDA Document 电子病历基本架构与数据标准　数据元
等级关系(Hierarchy)	上级　　数据组 下级

(二) 特定循证医学信息领域专用参考模型

专用参考模型是参考模型数据结构框架下特定循证医学信息模型中更详细的通用模型。它相当于通用参考模型在特定循证医学信息领域的实例化。例如,在 openEHR EHR IM 中"观察"这个类,是 ENTRY 类结构的一个实例。它通常采用"数据(data)""状态(state)"和"协议(protocol)"来表达。"数据"中容纳观察记录的实际数据;"状态"主要包括患者在观察时的身体状态;"协议"表达观察是如何实施的。如观察方法、观察设备等(图4‑6)。

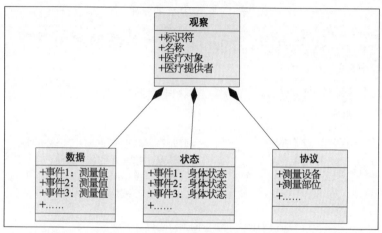

图 4 - 6　openEHR EHR IM 中 ENTRY 类实例"观察"的结构

具体观察项目,如血压、心率,就可以根据观察类实例的结构构建对应的概念模型。虽然实例比参考模型更为详细,但它仍然是抽象的、通用的模型。具体的概念模型还要在专用参考模型的基础上进行限定。例如,血压概念在根据观察类实例建立概念模型的过程中,还需要说明限定条件,如血压值的属性类型、重复次数、取值范围等。

专用参考模型主要根据循证医学信息领域类型的不同而有所区别,因此,专用参考模型的具体构建过程在相应的循证医学信息领域类型信息模型的概念模型构建中阐述。

二、中国循证医学信息概念模型

概念模型相当于 openEHR 中的原型模型,它位于两层建模法构建的信息模型中的知识语义层,是某个环境中特定领域里具体的实体概念、属性以及概念之间关系的约束模型。建立概念模型包含两个主要任务,一是要定义在专用参考模型框架下,特定领域的实体概念及其属性和关系;二是要定义特定领域实体概念及其属性和关系的约束条件。

虽然中国循证医学信息概念模型因循证医学信息领域类型不同而不同,但它们具有相同的设计方法和约束方式。明确这些设计方法和约束方式,能帮助我们建立起规范统一的概念模型标准。

(一)概念模型设计方法

本研究采用 DCAP 指南来建立中国循证医学信息概念模型。DCAP 定义特定应用领域所需的元数据文件,同时在国际术语、模型标准框架下,能与其他应用领域进行语义互操作,是一种设计元数据文件的通用结构[26]。根据 DCAP 指南提出的 DCAP 创建步骤,本研究设计的概念模型遵循以下 4 个步骤:确定核心功能需求并抽取出核心元素项,开发领域模型,定义概念术语并开发详细概念规范说明,以及定义编码描述与数据格式规范。

步骤 1:确定核心功能需求并抽取出核心元素项

确定概念模型的特定目标是关键的第一步[26]。尤其是将需求具体化为需求项是功能需求的重点。进行科学、系统、全面的功能需求分析,是建立高质量概念模型的基础。功能需求方法主要包括:文献保证法、理论推演法、访谈归纳法和流程分析法等。其中,文献保证法是从有关需求的法规、标准、政策、规范或研究等文献中概括出功能需求的方法;理论推演法是从现有理论中推演出功能需求的方法;访谈归纳法是根据用户的经验和需求而总结归纳出功能需求的方法;流程分析法是根据领域内业务管理流程归纳出功能需求的方法。文献保证法和理论推演法是演绎的分析方法,而访谈归纳法和流程分析法都是采用归纳的分析方法[27]。在具体概念模型的构建中,相应采用这几种方法分析特定循证医学信息领域中概念模型的功能需求。

步骤 2：开发领域模型

　　第二步就是在核心需求项的基础上开发领域模型。领域模型包括构建专用参考模型实例和构建实体、属性、实体间关系。它是构建概念术语并开发详细概念规范说明的基本蓝图。领域模型首先在中国循证医学参考模型的数据结构上建立起具体的循证医学信息领域适用的专用参考模型。信息领域类型、结构文档、文档段、数据组和数据元这 5 层结构,每一层都对应具体的、表达领域概念的元素。例如,我们采用中国循证医学参考模型的数据结构表达电子病历中急诊时血压的计量情况(图 4 - 7)。

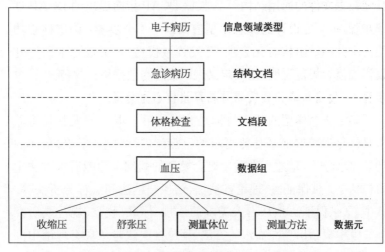

图 4 - 7　中国循证医学参考模型数据结构表达急诊病历中血压概念

　　在此过程中,对核心功能需求中的每一个元素进行重组、标准化和结构化。首先,把具有相同语义的元素项根据核心功能需求的结果进行合并。然后,把每个元素的中文术语进行标准化,因为许多元素的概念来自其他国家或组织发表的文献中。对于基本概念,采用《电子病历基本架构与数据标准(试行版)》和 WS 363‐2011 作为标准名称来源。如果有对应的中文标准名称,则采用标准名称;对于特定循证医学信息领域,如果有基本概念以外的其他特定概念,则选用与之对应的标准规范的或约定俗成的名称。如果没有,则根据 WS 363.1‐2011 中数据元名称的命名方法,严谨统一地为元素命名[28]。

步骤 3:定义概念术语并开发详细概念规范说明

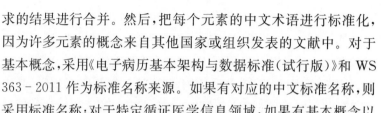

领域模型通常采用建模语言来表达概念、属性、概念之间的关系。概念规范说明则是基于领域模型基础上的技术规范,其中的每一个元素都采用属性来进一步定义和描述。属性使元素的含义及其表达更容易理解并约束元素的取值和使用条件等。为了保证定义和描述的一致性,避免重复定义,提高全国范围内元数据的互操作能力,我们参照 ISO/IEC 11179‐3、WS 363‐2011 的数据元属性以及《电子病历基本架构与数据标准(试行版)》的数据元属性来规范中国循证医学信息概念模型中的元素。

ISO/IEC 11179‐3 将 45 种基本元数据属性分为以下 7 类:公用属性(Common attributes)、数据元概念属性(Attributes specific to Data Element Concepts)、数据元属性(Attributes specific to Data Elements)、概念域属性(Attributes specific to Conceptual Domains)、值域属性(Attributes specific to Value domains)、允许值属性(Attributes specific to Permissible Values)、值含义属性(Attributes specific to Value Meanings)。公用属性可进一步分为:标识(Identifying)、定义(Definitional)、

管理(Administrative)和关系(Relational)4 类[19]。

WS 363 - 2011 和《电子病历基本架构与数据标准(试行版)》的数据元属性是以 ISO/IEC 11179 - 3 为基础建立的。WS 363 - 2011 规定了标识、定义、关系、表示和管理 5 类共 13 项属性,其中有 7 项公用属性和 6 项专用属性。《电子病历基本架构与数据标准(试行版)》规定了 17 项属性,分为标识、定义、关系、表示、管理和扩充 6 类。

WS 363 - 2011 和《电子病历基本架构与数据标准(试行版)》的属性只用于描述数据结构的最小单位——数据元,而对数据结构中数据组、文档段等元素则不予属性描述。

中国循证医学信息概念模型的属性描述适用于数据结构中每一层次的元素。根据 ISO/IEC 11179 - 3、WS 363 - 2011 以及《电子病历基本架构与数据标准(试行版)》,概念模型规定元素基本属性为 6 类 19 项(表 4 - 9)。其中,管理类为公用元数据属性,主要容纳有关数据创建、注册、提交等信息,本书不做进一步讨论。

表 4 - 9　中国循证医学信息概念模型中元素基本属性

属性类型	属 性 名 称
标识类	元素标识符(MetadataIdentifier) 中文名称(Cname) 英文名称(Ename) 同义名称(SynonymousNames) 元素类型(MetadataType)
定义类	定义(Definition) 来源(Source)

属性类型	属　性　名　称
关系类	映射关系（Mapping） 等级关系（Hierarchy） 关联关系（Relevance）
管理类	……
表示类（类型为"数据容器"的元素不需要此类属性）	值域名称（ValueDomainName） 数据类型（DataType） 表示格式（DataFormat） 允许值（PermissibleValues） 计量单位（UnitOfMeasure）
使用类	使用条件（ConditionOfUse） 必备条件（Obligation） 重复次数（Occurrence） 实例（Example）

位于信息领域类型、结构文档、文档段或数据组层次的元素为"数据容器"元素，这类元素没有表示类属性。对于特定循证医学信息领域的概念模型，可根据需要对属性进行扩展和缩减。

步骤 4：定义编码描述与数据格式规范

中国循证医学信息概念模型中领域模型和概念规范说明表达语义内容。而编码描述与数据格式规范则属于语法内容。对于语法应用部分，本书采用医学信息领域普遍使用的 XML 语言来实现。XML 是一种简单灵活的文本格式，被广泛地用于发布和交换数字化信息。作为一种开发商中立且平台独立的标记语言[29],XML如今广泛用于医学领域。在医疗环境中,HL7 CDA是一种以交换临床文档为目的的使用XML语言的文档标记标准[30]。openEHR也提供了XML模式来表示AOM[31]。在临床研究环境中,国际组织CDISC基于XML模式开发了ODM,用于交换和归档临床试验数据[32]。CDISC还采用XML制定的研究设计模型表达方案(SDM-XML)标准发布了研究设计模型,让机构提供对其临床试验设计的严格、机读、可互换的描述[33]。采用XML语言,有利于中国循证医学信息模型与其他相关信息模型和信息系统的数据交换和共享。

中国循证医学信息模型的XML标记语言采用英文。信息领域类型、结构文档、文档段、数据组和数据元对应的XML标记符分别为<domainCategory>、<structuredDocument>、<section>、<dataGroup>、<dataElement>。其中,<section>和<dataGroup>都可以分别使用相同的节点标记符<section>和<dataGroup>来对下位文档段和数据组进行嵌套。

(二) 概念模型约束方式

约束其实代表概念模型的一种语义。概念模型中,基本的约束语义包括:名称的约束、类型(如值属性)的约束、结构(如重复次数)的约束、属性间关系的约束和有效性(如不变量)的约束[15]。这些约束通常都通过概念模型中的属性描述来表达。

根据ISO/IEC 11179-3、WS 363-2011以及《电子病历基本架构与数据标准(试行版)》,中国循证医学信息概念模型的属性分为6类,分别为标识类、定义类、表示类、关系类、使用类和管理类。其中,标识类包括:元素标识符、中文名称、英文名称、同义名称、元素类型;定义类包括定义和来源;表示类包括值域名称、数据类型、表示格式、允许值、计量单位；
关系类包括映射关系、等级关系、关联关系；使用类包括使用
条件、必备条件、重复次数、实例。这些属性能满足基本的约
束语义。

1. 概念模型的概念规范约束

对中国医学信息领域相关标准目前没有包括的概念，在构造
其名称时，采用 WS 363.1 - 2011《卫生信息数据元目录 第 1 部
分：总则》中数据元名称的命名方法来进行约束。WS 363.1 -
2011 指出"中文名称应当是唯一的，并且以字母、汉字、数字式的
字符串形式表示。完整的数据元名称＝对象类术语＋特性类术
语＋表示类术语＋（限定类术语）[28]。"其中，对象类术语表示数据
元表达的事物或概念；特性类术语是表示数据元的对象类共有
的、显著的特征；表示类术语描述数据元有效值集合的格式；限定
类术语规定数据元所处的特定环境。在规范创建的名称中必须
包括特性类术语，其他术语均可根据需要省略[20]。例如，WS
363.7 - 2011《卫生信息数据元目录 第 7 部分：体格检查》中有一
个数据元，名称为"口唇外观检查结果代码"，其中"口唇外观检查
结果"为特性类术语，"代码"为表示类术语。

2. 概念模型的标识符规范约束

有关元素标识符的编制规则，本文未采用 WS 363.1 - 2011
对数据元标识符的编制规则。在 WS 363.1 - 2011 中，标识符采
字母和数字相结合的编码方式，按照数据元所属的主题分类代
码、大类代码、小类代码、顺序码、附加码顺序排列[35]。在这种
方式中大类和小类都采用数字编码的方式，当编码方式发生变
化时，标识符也会发生变化从而给更新带来难度。因此，本文的
元素标识符采用多轴向标识方法[34]。多轴向标识方法是一种

等级标识方法。标识符的语法为：参考模型实体＋"."＋领域概念＋"."＋版本标识符。其中，参考模型实体表达该元素在参考模型等级结构中的位置，采用参考模型数据结构中的信息领域类型、结构文档、文档段、数据组和数据元的英文简称大写，等级结构实体之间用"-"连接；领域概念包括该元素所属的具体概念名称，采用元素英文名称的驼峰命名法记录，如果领域概念由多个表达等级结构的概念组成时，则各概念之间用"-"连接。版本号采用"v"加数字的方式。例如，数据元"舒张压"的元素标识符就可以用"DE.diastolicPressure.v1"表示。通过元素标识符，就能明确该元素所处的结构层次和该元素的概念，增加助记性。当需要采用某种统一标识符时，也能较易实现转化。

3. 概念模型的数据类型规范约束

概念模型的基本数据类型采用《电子病历基本架构与数据标准(试行版)》的7个"数据元值的数据类型"，它们分别是：字符型(string)、布尔型(boolean)、数值型(number)、日期型(date)、日期时间型(datetime)、时间型(time)和二进制(binary)。但这些数据类型远远不能满足医学信息领域对数据类型的要求。因此，在表示类属性中，可以根据需要进行扩展以容纳其他数据类型标准(如 HL7v3 数据类型抽象规范、ISO 21090 等)或者自定义的数据类型。例如数据元的数据类型为带单位的物理量时，如果采用 HL7v3 数据类型抽象规范中的物理量类型(Physical Quantity)来表示时，数据元的表示类属性具体为：值域名称(ValueDomainName)为 HL7v3 数据类型抽象规范；数据类型(DataType)为 Physical Quantity（PQ）；表示格式(DataFormat)为 Real Number；计量单位(UnitOfMeasure)为某具体的统一计量单位代码。

小　结

中国循证医学信息模型的基本框架结构和约束要求建立之后，就可以构建特定领域里具体的信息模型。本书将根据中国循证医学信息模型的基本框架结构和约束要求构建临床研究和临床路径的信息模型。因为在整个循证医学信息生命周期中，临床研究和临床路径是实践循证医学的核心。循证医学的核心要素是最佳证据，而临床研究直接产生临床证据，临床路径直接规定实践临床证据的详细步骤。目前，临床研究和临床路径的信息模型还不成熟和完善。如果在中国循证医学信息模型的基本框架结构和约束要求下，临床研究和临床路径信息模型能够顺利建立，则将对中国循证医学信息领域数据的共享和交换产生重要意义。

在中国循证医学信息模型的基础上，本研究在第五章和第六章分别建立了临床研究和临床路径两个信息模型，它们是中国循证医学信息模型中参考模型层在具体领域的实例化，同时它们也被概念模型层描述和约束（图 4-8）。

中国循证医学信息模型中，参考模型是基本的通用的模型，它的结构稳定。特定领域的信息模型，如临床研究和临床路径信息模型，在参考模型的基础上构建起来，其更新和修改不影响参考模型的结构。概念模型层的概念模型设计方法和概念模型约束方式通用于特定领域信息模型，保证了特定领域信息模型建立的一致性和标准化。

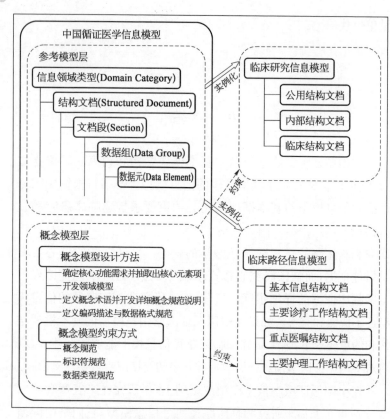

图 4‑8 中国循证医学信息模型框架和与临床研究、临床路径信息模型关系

参考文献

[1] 中华人民共和国卫生部.电子病历基本规范(试行)[S].北京：中华人民共和国卫生部,2010.

[2] 中华人民共和国卫生部.电子病历系统功能规范(试行)[S].北京：中华人民共和国卫生部,2011.

[3] 中华人民共和国卫生部,国家中医药管理局.电子病历基本架构与数据

标准(试行版)[S].北京：中华人民共和国卫生部,2009.

[4] 中华人民共和国国家卫生和计划生育委员会.电子病历共享文档规范：WS/T 500 - 2016[S].北京：中华人民共和国国家卫生和计划生育委员会,2016.

[5] 中华人民共和国国家卫生和计划生育委员会.电子病历基本数据集：WS 445 - 2014[S].北京：中华人民共和国国家卫生和计划生育委员会,2014.

[6] 中华人民共和国卫生部.卫生信息数据元标准化规则：WS/T 303 - 2009[S].北京：中华人民共和国卫生部,2009.

[7] 中华人民共和国卫生部.卫生信息数据模式描述指南：WS/T 304 - 2009[S].北京：中华人民共和国卫生部,2009.

[8] 中华人民共和国卫生部.卫生信息数据集元数据规范：WS/T 305 - 2009[S].北京：中华人民共和国卫生部,2009.

[9] 中华人民共和国卫生部.卫生信息数据集分类与编码规则：WS/T 306 - 2009[S].北京：中华人民共和国卫生部,2009.

[10] 中华人民共和国卫生部.卫生信息基本数据集编制规范：WS 370 - 2012[S].北京：中华人民共和国卫生部,2012.

[11] 中华人民共和国卫生部.卫生信息数据元目录：WS 363 - 2011[S].北京：中华人民共和国卫生部,2011.

[12] 中华人民共和国卫生部.卫生信息数据元值域代码：WS 364 - 2011[S].北京：中华人民共和国卫生部,2011.

[13] 中华人民共和国卫生部.健康档案基本架构与数据标准(试行)[S].北京：中华人民共和国卫生部,2009.

[14] 中华人民共和国卫生部.医疗机构临床路径的制定与实施：WS/T 393 - 2012[S].北京：中华人民共和国卫生部,2012.

[15] GOOSSEN W, GOOSSEN-BAREMANS A, van der ZEL M. Detailed clinical models: a review[J]. Healthc Inform Res, 2010, 16(4): 201 - 214.

[16] Health informatics — Requirements for an electronic health record architecture: ISO/TS 18308: 2004 (E) [S]. Geneva: ISO copyright office, 2004.

[17] XU W, GUAN Z, CAO H, et al. Analysis and evaluation of the Electronic Health Record standard in China: a comparison with the American national standard ASTM E 1384[J]. Int J Med Inform,

2011, 80(8): 555 - 561.

[18] 徐维,邱君瑞,朱妍昕,耿亦兵,王志勇.前瞻性临床研究元数据语义结构体系的建构[J].图书情报工作,2012,56(16):108 - 112.

[19] Information technology — Metadata registries（MDR）— Part 3：Registry metamodel and basic attributes：ISO/IEC 11179 - 3［S/OL］.（2013 - 02 - 12）［2019 - 04 - 28］. https://standards.iso.org/ittf/PubliclyAvailableStandards/c050340_ISO_IEC_11179 - 3_2013.zip.

[20] 中华人民共和国卫生部.健康档案基本数据集编制规范(试行)[S].北京：中华人民共和国卫生部,2009.

[21] 中华人民共和国卫生部.电子病历基本数据集编制规范(试行)[S].北京：中华人民共和国卫生部,2009.

[22] SCHADOW G. HL7 v3.0 Data Types Specification V.0.9[S/OL].（1999 - 03 - 22）［2015 - 01 - 30］. http://www.hl7.org/documentcenter/public_temp_7F470ECB-1C23-BA17-0CE5A278AB881585/wg/inm/Acf302.pdf.

[23] NEHTA. NEHTA-1136：2010 Data Types in NEHTA Specifications — A Profile of the ISO 21090 Specification v1. 0[S/OL].（2010 - 07 - 09）［2015 - 01 - 30］. https://www. nehta. gov. au/implementation-resources/clinical-documents/EP-1135-2010/NEHTA-1136-2010.

[24] BEALE T. Archetypes：constraint-based domain models for future-proof information systems[EB/OL].（2001 - 08 - 21）［2019 - 04 - 23］. http://citeseerx. ist. psu. edu/viewdoc/download；jsessionid = 55BE32E796EF6D7791B1C66E0F88FBD2?doi = 10. 1. 1. 21. 1158&rep = rep1&type=pdf.

[25] MACKENZIE C M, LASKEY K, MCCABE F, et al. Reference Model for Service Oriented Architecture 1.0[S/OL].（2006 - 10 - 12）［2019 - 04 - 28］. http://docs.oasis-open.org/soa-rm/v1.0/soa-rm.pdf.

[26] COYLE K, BAKER T. Guidelines for Dublin Core Application Profiles[EB/OL].（2009 - 05 - 18）［2015 - 01 - 30］. http://dublincore. org/documents/2009/05/18/profile-guidelines/.

[27] 张正强.论电子文件管理元数据的需求分析方法与保证原则[J].档案学通讯,2006,(5)：64 - 68.

[28] 中华人民共和国卫生部.卫生信息数据元目录 第 1 部分：总则：WS 363.1 - 2011 [S].北京：中华人民共和国卫生部,2011.

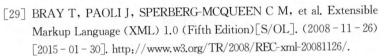

[29] BRAY T, PAOLI J, SPERBERG-MCQUEEN C M, et al. Extensible Markup Language (XML) 1.0 (Fifth Edition)[S/OL]. (2008 - 11 - 26) [2015 - 01 - 30]. http://www.w3.org/TR/2008/REC-xml-20081126/.

[30] Health Level Seven International (HL7). HL7 Clinical Document Architecture, Release 2.0[S/OL]. (2005 - 09 - 25) [2015 - 01 - 30]. http://www.hl7.org/implement/standards/product_brief.cfm? product_id=7.

[31] BEALE T. The openEHR Archetype Model Archetype Object Model [S/OL]. (2007 - 03 - 20) [2015 - 02 - 09]. http://www.openehr.org/ releases/1.0.1/architecture/am/aom.pdf.

[32] Clinical Data Interchange Standards Consortium. Specification for the Operational Data Model (ODM)[S/OL]. (2006 - 12 - 19) [2015 - 01 - 30]. http://www.cdisc.org/system/files/all/generic/application/octet-stream/odm1_3_0_final.htm.

[33] CDISC Study Design Model in XML (SDM-XML)[R/OL]. (2011 - 01 - 01) [2015 - 01 - 30]. https://www.cdisc.org/system/files/members/ standard/foundational/sdm-xml/cdisc_sdm_xml_1.0.pdf.

[34] BEALE T, HEARD S, KALRA D, et al. The openEHR Reference Model: Support Information Model[S/OL]. (2008 - 10 - 20)[2015 - 01 - 30]. http://www.openehr.org/releases/1.0.2/architecture/rm/support_im.pdf.

第五章

中国临床研究信息模型构建

　　临床研究,尤其是前瞻性临床研究中的随机对照试验是产生高质量临床证据的最有力手段[1,2]。随着信息的发展和技术的革新,临床研究信息系统,如 EDC 的发展和实施将临床研究从采用纸质 CRF 手工收集、记录数据,到采用纸质 CRF 收集、记录数据并录入计算机系统,再到数据直接录入计算机系统。EDC 在提高录入数据质量、加快数据录入速度和减少数据滞后时间等方面发挥出很大优势[3,4]。然而,EDC 还不完善,对 EDC 的研究往往是局部的、个性化的,远远没有达到像电子病历研究那样的大规模、标准化和成熟度。

　　EDC 的一个突出问题是大多数临床研究所需的数据都需要重复录入。也就是,许多来自电子病历或其他医院信息系统中的临床数据在录入 EDC 之前都要先打印出来,或手工记录到 CRF,然后再将打印的或手工记录的数据录入 EDC。这不仅增加了录入误差的风险,还增加了录入数据成本[4]。因此,将 EHR 和 EDC 整合起来或将 EHR 直接应用于临床研究的研究已经成为医学信息学领域的热点,出现了一些在国际上有影响力的项目[5,6]。

　　中国拥有丰富的疾病和诊疗资源,如果针对这一庞大资源开展各类临床研究必能大大推动中国乃至其他国家的医学发展和进步。然而在查询了中国生物医学文献数据库之后,我们发现很少有关于使用 EDC 或临床数据管理系统（clinical data management system，CDMS）来开展临床研究的项目。在中国仅有一项临床研究的相关标准《药物临床试验质量规范》（局令第 3 号）[7]，并且约 90％的临床研究提交的临床数据都是人工收集的[8]。

中国在临床研究的标准化和信息化工作仍然处于较低水平。临床研究的标准化和信息化面临两大挑战。首先，中国在实施前瞻性临床研究时缺乏注册意识。前瞻性临床研究实施注册制度能够让人一目了然地知道哪些试验研究正在进行或已经停止，这样能从一开始就避免重复试验研究，并且获取所有正在进行的临床试验研究的基本信息，可以帮助临床医生在诊治患者时参考[9]。然而，中国前瞻性临床研究的注册还处于较低水平。截至 2008 年 4 月的一项调查显示，在中国，755 个学院或大学中仅有 23 项注册了受资助的临床试验，6 100 家县级以上的医院中仅有 23 家注册了受资助的临床试验[10]。而且大量未经注册的前瞻性临床研究从未发表或仅在国内期刊上发表，不能在国际数据库中检索到，其研究结果不能在全世界范围内获取或使用，研究质量也更无法跟踪和判断。

其次，中国目前还缺乏临床研究的相关标准以及相关信息领域的研究。尽管中国目前已经开发出一些 EDC 或 CDMS，如名为 ResMan 的基于网络的临床数据管理系统，能在网上选择所需数据字段，录入具体数据，并发送到中央数据库进行统计分析[11]，但该管理系统对有基金支持的临床研究进行收费服务。2012 年，通过对管理人员的电话访问得知，只有约 40 项临床试验研究使用 ResMan，而且每个试验的数据字段都是独立的，不能实现数据交换或互操作。

中国临床研究信息模型构建的目标，是在中国循证医学信息模型框架下，遵循国际临床研究相关标准，建立公开的、标准化的临床研究信息模型，使之方便研究人员创建特定数据录入模版，从而进行研究设计，研究注册以及临床数据收集，且研究数据不仅能够在国内的机构间共享与交换，而且可以方便实现向国际机构提交。

遵循中国循证医学信息概念模型设计方法，采用 DCAP 来建立临床研究信息模型[12]。我们为该模型取名为 openPCR（an open metadata schema for Prospective Clinical Research）。设计方法包括：确定核心功能需求并抽取核心元素项、开发领域模型、定义概念术语并开发详细概念规范说明，以及定义编码描述与数据格式规范。

第一节 确定核心功能需求并抽取核心元素项

一、临床研究的顶层目标

我们首先采用业务流程分析方法来定义顶层目标。实施临床研究的整个流程周期包括 5 个循环步骤，它们分别是明确问题并评阅相关文献、准备并通过一项临床研究方案、实施临床研究并收集数据、分析数据并完成最终报告、产生新的假设[13]。临床研究信息系统一般是在准备并通过临床研究方案的过程中设计和建立的。临床研究方案是描述研究目的、设计、方法、统计要素和组织的文件[14]。在实施临床研究之前，研究人员必须制定临床研究方案并且需要获得伦理委员会(Institutional Review Board/ Independent Ethics Committee,IRB/IEC)批准。它指导临床研究成功实施,提供临床研究注册基本信息和数据收集必要信息。因此,openPCR 在设计之初就应当考虑其能够实现临床研究方案的制定、临床研究的注册和临床研究数据收集 CRF。其中临床研究方案的信息模型化最主要的内容是临床研究设计的信息模型化,所以,openPCR 的建立主要有 3 方面作用,首先是便于研究申办者和研究者建立临床设计方法信息;其次,便于建立临床研究注册用基本信息;最后,便于建立临床数据收集 CRF 信息。这三方面的作用构成了 openPCR 的顶层目标,即临床研究信息模型能够容纳研究注册信息、设计信息和 CRF 信息(图 5-1)。

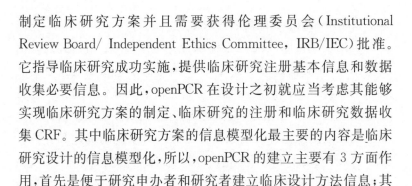
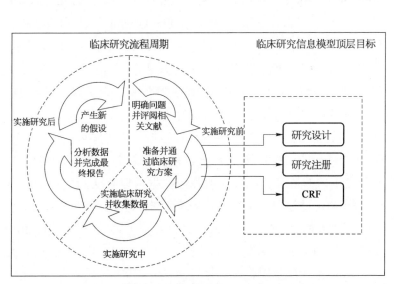

图 5-1 临床研究流程周期与 openPCR 顶层目标

二、临床研究核心功能需求的来源

根据顶层目标,核心功能需求分为 3 个部分:对研究设计信息需求、对注册信息需求和对 CRF 信息需求。在创建核心功能需求的过程中,采用了业务流程分析方法和文献保证方法。在对临床研究相关标准、规定、最佳实践指南、临床注册系统研究以及临床研究数据模型开发的数百种资源进行系统的综述和分析基础上,以两项临床研究标准指南、两项临床数据提交标准、一项临床数据采集标准和两项临床试验注册标准文件为依据,进一步明确了注册、研究设计和 CRF 的特定业务流程,建立了三部分功能需求的基本需求内容,并抽取基本元素项。

两项临床研究标准指南分别为人用药品注册技术要求国际协调组织(The International Conference on Harmonisation of Technical Requirements for Registration of Pharmaceuticals for Human Use,ICH)发布的《良好临床实践标准指南》[Guideline for Good Clinical Practice E6(R1),ICH GCP]和中国国家药品监督管理局发布的《药物临床试验质量管理规范》(局令第 3 号)[7,14]。ICH GCP 是人作为受试者参与的临床研究从设计、实施、记录和报告整个过程的符合国际伦理和科学的质量标准。它的主要目的是保护受试者,并且保证数据的质量和可信度。ICH GCP 的目标是在欧盟、日本和美国范围内制定一个统一标准,使在该范围内的监管机构发布的临床数据得以互认和共享。ICH GCP 在制定过程中不仅参考了欧盟、日本和美国的 GCP 标准,还参考了澳大利亚、加拿大、北欧以及世界卫生组织(World Health Organization,WHO)的相关标准。所以将 ICH GCP 作为一个国际标准也不为过[14]。

中国《药物临床试验质量管理规范》就是在《中华人民共和国

药品管理法》和《中华人民共和国药品管理法实施条例》的基础上参考 ICH GCP 建立的，基本上符合国际标准和中国国情[7]。ICH GCP 和中国《药物临床试验质量规范》中的试验设计部分是临床研究信息模型功能需求的重要来源。

临床研究，尤其是临床试验注册的重要性早在 1964 年世界医学学会（World Medical Association，WMA）制定的赫尔辛基宣言（Declaration of Helsinki）中就揭示出来，"每个临床试验必须在纳入第 1 例受试者之前在公开数据库注册"[15]。它背负着科学、伦理和道义的三重责任。临床研究经过公开注册，其研究基本信息能够被研究者、医务人员，甚至患者获取，不仅帮助研究者和医务人员跟进研究进度、找到研究不足和提高研究质量，避免出版偏倚、避免重复研究，还能作为临床证据来源用于诊疗决策[16]。

国际上有关临床研究注册的纲领性文件为渥太华声明（Ottawa Statement），渥太华声明分为 3 部分，第一部分为临床试验注册基本原则，第二部分为国际化临床试验注册实施原则，第三部分为临床试验结果报告原则。渥太华声明规定了临床试验研究注册所需的最小数据集（Proposed Ottawa Group protocol items）[15]。另一个有关临床研究注册的标准文件为 WHO 国际临床试验注册平台（International Clinical Trials Registry Platform，ICTRP）发布的注册相关文件，主要包括 WHO 注册标准、WHO 临床注册最小数据集（WHO Trial Registration Data Set，TRDS）和 WHO 注册网络中的主要注册库[16]。

CDISC 发行了两个临床数据提交标准：SDTM、SDTMIG；一个临床数据收集标准：CDASH[17~19]。STDM、STDMIG 和 CDASH 的主要目的都是为提供临床研究设计和建立 CRF 所需要的数据。STDM 定义了临床研究数据收集和提交至管理机构的标准数据结构，STDMIG 在 STDM 的基础上提供了标准数据集的具体细节和样例。因为 STDM 中的数据表模板是描述临床研究收集与提交数据的通用框架结构，而 CDASH 主要描述临床研究数据收集基本数据元。临床研究数据收集到提交的过程，大部分数据是重合的，一致的，因此，STDM 和 CDASH 密切相关，相互统一。如果两个标准中有相同的数据，则数据的标识符、名称、定义等属性完全一致[18]。

三、临床研究核心功能需求体系

基于以上这些来源，本研究在核心功能需求框架下，按照业务流程分析法，将 openPCR 核心功能需求进一步细化，建立了 openPCR 对研究设计信息需求、对注册信息需求和对 CRF 信息需求的详细需求内容，并提取出核心元素项（图 5-2）。

（一）注册信息需求体系

完整的临床研究注册过程包括研究之前的注册、研究过程中的注册和研究结束后的注册[15]。研究实施以前的注册是注册的主要内容，它包括从临床研究方案中提取的标准化、结构化的核心最小数据集和临床研究知情同意书；研究过程中的注册包括临床研究方案的修正信息；研究结束后的注册为临床研究的统计结果信息。openPCR 的注册信息需求为研究前注册信息需求。国际上有两个临床研究注册用最小数据集，一个是WHO 发布 TRDS，另一个是渥太华声明提出的注册最小数据集[15,20]。TRDS 包括 20 个条目，渥太华声明最小数据集包括27 个条目。以 TRDS 为基础发现渥太华声明最小数据集包括了所有 TRDS 的条目，除此之外，渥太华声明最小数据集还增加

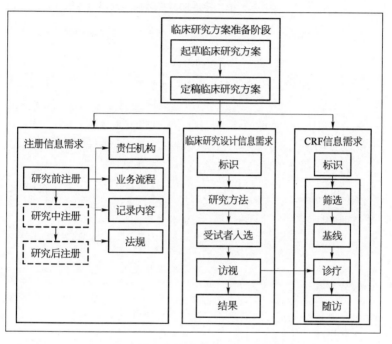

图 5-2　临床研究信息模型核心功能需求

了"11. 研究网站""12. 公众描述""13. 主要日期(伦理学批准日期)""13. 主要日期(入选结束日期)""13. 主要日期(随访结束日期)""13. 主要日期(研究结束日期)""13. 主要日期(研究延长日期)""14. 伦理学批准(伦理委员会名称)""21. 研究目的"等条目(表 5-1)。其中"13. 主要日期(入选结束日期)""13. 主要日期(随访结束日期)""13. 主要日期(研究结束日期)""13. 主要日期(研究延长日期)"为研究过程中的注册和研究结束后的注册信息,因此,不在 openPCR 的注册信息需求的研究范畴之内。

表 5-1　TRDS 和渥太华声明最小数据集条目对照表

TRDS	渥太华声明最小数据集
相同条目	
1. 主要注册库和注册唯一标识符	1. 唯一标识符
2. 主要注册库注册时间	13. 主要日期(注册日期)
3. 次要标识符(包括通用试验号、申办方发布的标识符、其他注册库注册标识符、伦理委员会发布的标识符)	2. 次要标识符;14. 伦理学批准(伦理委员会批准号)
4. 资助来源	3. 资助来源
5. 主要申办者	4. 主要申办者
6. 次要申办者	5. 次要申办者
7. 公众查询联系者	7. 联系责任人
8. 科学查询联系者(包括主要研究者)	6. 联合/主要研究者
9. 公众名称	9. 公众名称
10. 科学名称(包括名称缩写)	8. 正式科学名称;10. 名称缩写
11. 入选国家	15. 联合研究中心;16. 入选中心地址
12. 健康状况或研究问题	22. 疾病/健康状况
13. 干预(包括干预名称和干预描述)	23. 干预
14. 主要入选排除标准	18. 入选排除标准
15. 研究类型(包括研究类别、方法设计、研究分期等)	27. 研究分期;19. 对照(包括研究方法和设计等);20. 设计框架(优效性、非劣效性、等效性研究)
16. 第一个受试者入选日期	13. 主要日期(入选开始日期)

续表

TRDS	渥太华声明最小数据集
17. 目标样本量	24. 目标样本量
18. 入选状态	17. 入选状态
19. 主要研究结果	25. 主要研究结果和观测时间节点
20. 次要研究结果	26. 次要研究结果和观测时间节点
不同条目	
	11. 研究网站
	12. 公众描述
	13. 主要日期(伦理学批准日期)
	13. 主要日期(入选结束日期)
	13. 主要日期(随访结束日期)
	13. 主要日期(研究结束日期)
	13. 主要日期(研究延长日期)
	14. 伦理学批准(伦理委员会名称)
	21. 研究目的

  临床研究注册信息主要是描述临床研究方案的可以公开的元数据,其实也就是描述整个临床研究的公开元数据。它的分类完全可以遵循 ISO23081 - 2《信息与文件——文件管理过程——文件元数据第二部分:概念与实施问题》(Information and documentation — Managing metadata for records — Part 2: Conceptual and implementation issues)所建立的四个实体类[21]。ISO 23081 - 2 指出元数据主要是用于描述业务环境和系统中的实体,而任何一个业务环境和系统的实体主要有:机构、业务流程、记录内容以及法规四类实体。临床研究这一业务流程同样涉及机构、业务流程、记录内容以及法规这四类实体。注册信息就是对这四个实体的描述。并且 ISO 23081 - 2 列举的文件元数据的功能与临床研究注册信息的功能也基本一致,如能有效地检索和利用信息,保证信

息的真实、有效、完整等。根据ISO 23081-2的分类来确定注册信息需求可以保证需求条目完整、系统、规范。即使以后增加新的注册信息也是如此。在机构、业务流程、记录内容和法规4项分类下，创建了5个注册信息核心需求，抽取了24个数据元素(表5-2)。

表5-2 注册信息需求体系

需求框架		抽取	数据元素
分类	需求描述项		
机构	1. 注册必须包括申办者、合作者和注册库信息（渥太华声明，TRDS）	→	1. 主要申办者 2. 次要申办者 3. 主要注册库 4. 公众查询联系者 5. 科学查询联系者 6. 研究网址 7. 经费或物资来源
业务流程	2. 注册必须包括研究注册相关标识符和唯一注册标识符(渥太华声明，TRDS) 3. 注册必须包括临床研究业务流程的主要日期（渥太华声明，TRDS）	→	8. 唯一标识符 9. 次要标识符 10. 主要注册库注册日期 11. 伦理委员会批准日期 12. 入选开始日期
记录内容	4. 注册必须包括临床方案中能严格评价研究方法和统计分析的最小方案条目（渥太华声明，TRDS）	→	13. 公众题名 14. 科学题名 15. 简要描述 16. 研究问题 17. 干预措施 18. 入选排除标准 19. 研究类型 20. 目标样本量 21. 主要研究结果 22. 次要研究结果 23. 入选地点

续表

需求框架		抽取	数据元素
分类	需求描述项		
法规	5.注册必须包括伦理委员会相关信息(渥太华声明,TRDS)	→	24.伦理委员会名称

(二)临床研究设计信息需求体系

研究设计信息需求和注册信息需求一样,都是针对整个临床研究层面的。研究设计信息需求主要来源于 ICH GCP、中国《药物临床试验质量管理规范》、STDM 和 STDMIG。中国《药物临床试验质量管理规范》是在 ICH GCP 框架下建立的,其内容与 ICH GCP 的内容基本吻合[7]。ICH GCP 明确了在临床研究中,从伦理委员会、研究者到申办者的职责、作用和做法等规定,也说明了临床研究方案制定内容[14]。其中第六章第四节临床研究方案中研究设计部分是研究设计信息需求的主要参考内容。STDM 和 STDMIG 规定了从临床研究数据收集到提交至监管机构的数据表结构标准。如果说 STDM 是有关临床研究数据表的通用抽象概念模型,STDMIG 就在 STDM 基础上规定了临床研究数据表具体的领域模型、前提、业务规则和实例。STDMIG 和 STDM 规定了 3 类领域模型,分别是特定目的领域模型(models for special-purpose domains)、通用观察类模型(domain models based on the general observation classes)和研究设计模型(trial design datasets)[17,18]。其中特定目的领域模型和通用观察类模型都是针对受试者层面的领域模型,研究设计模型才是针对整个研究层面,是研究设计信息需求的主要参考内容。

临床研究实施的业务流程包括按照临床研究方案入选受试

者,对受试者进行访视,到最后形成研究结果。而且在整个 openPCR 中,研究相关标识符是确定研究与受试者,以及建立各种信息模块之间关系的重要指针,它贯穿研究注册、研究设计和数据收集的每一个部分。因此,研究设计信息需求部分将整个研究过程细化为:明确研究标识、研究方法、受试者入选、访视过程和结果报告。在这 5 项分类之下,创建具体需求项 10 项,抽取 26 个数据元素(表 5 - 3)。

表 5 - 3 研究设计信息需求体系

需求框架		抽取	数据元素
分类	需求描述项		
研究标识	1. 研究设计必须包括研究标识(SDTMIG, SDTM)	→	1. 研究标识符 2. 研究地点标识符
研究方法	2. 研究设计必须包括研究设计类型、过程和阶段(ICH GCP 6.4.2,《药物临床试验质量规范》第四章第 17 条) 3. 研究设计必须包括减少和避免偏倚的措施,包括分配方法和盲法(ICH GCP 6.4.3、6.4.8,《药物临床试验质量规范》第四章第 17 条,SDTMIG, SDTM) 4. 研究设计必须包括对临床干预、研究产品信息、干预方案和用量的描述(ICH GCP 6.4.4、6.4.7,《药物临床试验质量规范》第四章第 17 条,SDTMIG, SDTM) 5. 研究停止规则(ICH GCP 6.4.5,《药物临床试验质量规范》第四章第 17 条,SDTMIG, SDTM)	→	3. 研究类型 4. 研究分期 5. 分配方法 6. 盲法 7. 干预名称 8. 干预描述 9. 研究用产品名称 10. 研究用产品描述 11. 研究停止规则

需求框架		抽取	数据元素
分类	需求描述项		
受试者入选	6. 研究设计必须包括入选和排除标准的名称、描述和分类(SDTMIG, SDTM) 7. 研究设计必须包括研究计划路径和步骤的描述(SDTMIG, SDTM) 8. 研究设计必须包括对研究阶段的描述(ICH GCP 6.4.5,《药物临床试验质量规范》第四章第17条,SDTMIG, SDTM)	→	12. 入选标准代码 13. 入选标准描述 14. 排除标准代码 15. 排除标准描述 16. 组别代码 17. 组别描述 18. 组内要素顺序号 19. 要素代码 20. 要素描述 21. 要素开始规则 22. 研究阶段
受试者访视	9. 研究设计必须包括计划访视内容(SDTMIG, SDTM)	→	23. 访视顺序号 24. 访视开始规则
研究结果	10. 研究设计必须包括主要和次要研究结果(ICH GCP 6.4.1)	→	25. 主要研究结果 26. 次要研究结果

需要指出的是,研究设计信息需求部分中有一些数据元素不出现在注册信息中,如研究标识、研究要素、受试者访视等;而有一些数据元素可以同时出现在注册信息和研究设计信息中。有时,研究设计信息中的内容比注册信息中的相同内容更加细化和结构化。如注册信息中的数据元素"入选排除标准"在研究设计信息需求部分就细化为入选标准代码、入选标准描述、入选标准分类、排除标准代码、排除标准描述和排除标准分类等。研究设计信息模型与注册信息模型中共享信息如何表达,将在领域模型

的建立部分详细说明。

（三）CRF 信息需求体系

CRF 信息需求部分是 openPCR 功能需求体系的主要部分。这一部分除研究相关标识外,主要是针对受试者个体层面的信息需求。CRF 信息需求主要是完成受试者访视过程的临床数据收集。因此,CRF 信息需求部分按照受试者访视的业务流程分为:确定研究相关标识符、筛选、人口学、诊疗和随访。目前国际 CDISC 组织已经发布了临床数据收集标准 CDASH。CDASH 为实现美国食品药品监督管理局（Food and Drug Administration,FDA）起草的《关键路径机遇清单》第 45 条"达成 CRF 标准共识"而提出临床研究数据收集的标准化基本数据元[19]。CDASH 可以说是 SDTM 的子集,它包括 16 个领域表（domain table）,每个领域表中都描述了从 SDTM 提取的,CRF 所需的高度推荐、推荐和可选的数据元（表 5 - 4）。

表 5 - 4　CDASH CRF 领域

不良事件 Adverse Events（AE）	入选排除标准 Inclusion and Exclusion Criteria（IE）
注释 Comments（CO）	实验室检验 Laboratory Test Results（LB）
伴随药物 Prior and Concomitant Medications（CM）	病史 Medical History（MH）
人口学 Demographics（DM）	体格检查 Physical Examination（PE）
处置 Disposition（DS）	方案背离 Protocol Deviations（DV）

续表

药品说明 Drug Accountability (DA)	受试者特征 Subject Characteristics (SC)
ECG 检查 ECG Test Results (EG)	物质使用 Substance Use (SU)
干预 Exposure (EX)	生命体征 Vital Signs (VS)

其中,领域表"注释""药品说明"和"方案背离"为可选内容。CDASH 虽然是面向美国 FDA 的临床研究数据收集的标准,但它建立在最佳实践基础上,具有普遍适用性。STDMIG 和 STDM 中的特定目的领域模型和通用观察类模型中的内容也是 CRF 信息需求的主要参考内容,它们和 CDASH 中的大部分数据项一致。因此,openPCR 中 CRF 信息需求部分的内容主要来自 CDASH 高度推荐数据元和 STDMIG 的必备数据元。openPCR 的 CRF 信息需求部分分为研究相关标识符、筛选、人口学、诊疗和随访 5 类,核心需求 13 项,抽取数据元素 40 个(表5-5)。

表5-5 CRF信息需求体系

分类	需求框架		抽取	数据元素
	需求描述项			
研究标识	1. CRF 必须包括研究标识符、研究地点标识符、受试者标识符和访视日期(SDTMIG,CDASH)		→	1. 研究标识符 2. 研究地点标识符 3. 受试者标识符 4. 访视日期

185

需求框架		抽取	数据元素
分类	需求描述项		
访视： 筛选	2. CRF 必须包括受试者是否符合 入选标准说明(SDTMIG, CDASH)	→	5. 符合所有入选标准 6. 入选标准代码(不符 合时)
访视： 人口学	3. CRF 必须包括受试者的人口 学信息和其他特征信息 (SDTMIG, CDASH)		7. 出生日期 8. 出生年 9. 性别
访视： 诊疗和 随访	4. CRF 必须包括受试者的病史 (SDTMIG, CDASH) 5. CRF 必须包括受试者使用过 的物质(SDTMIG, CDASH) 6. CRF 必须包括体格检查内容 (SDTMIG, CDASH) 7. CRF 必须包括之前使用和伴 随药物(SDTMIG, CDASH) 8. CRF 必须包括生命体征 (SDTMIG, CDASH) 9. CRF 必须包括实验室检验 (SDTMIG, CDASH) 10. CRF 必须包括 ECG 检查 (SDTMIG, CDASH) 11. CRF 必须包括研究诊疗过 程受试者暴露信息 (SDTMIG, CDASH) 12. CRF 必须包括不良事件 (SDTMIG, CDASH) 13. CRF 必须包括受试者处置 (SDTMIG, CDASH)		10. 受试者特征问题 11. 受试者特征结果 12. 疾病名称 13. 使用物质类型 14. 使用物质频率 15. 体格检查名称 16. 体格检查结果 17. 异常发现 18. 药物或治疗名称 19. 药物或治疗开始日期 20. 药物或治疗结束日期 21. 生命体征名称 22. 生命体征结果 23. 实验室检查状态 24. 样本收集日期 25. 实验室检查名称 26. 实验室检查结果 27. 是否 ECG 检查 28. ECG 检查日期 29. ECG 检查名称 30. ECG 检查结果 31. 干预开始日期 32. 不良事件名称 33. 不良事件开始日期 34. 不良事件结束日期

续表

需求框架		抽取	数据元素
分类	需求描述项		
访视： 诊疗和 随访		→	35. 不良事件严重程度 36. 是否严重不良事件 37. 不良事件与研究关系 38. 不良事件处理措施 39. 不良事件处理结果 40. 受试者状态

第二节　开发领域模型

在建立起 openPCR 核心功能需求之后，就可以进一步开发领域模型。它是构建概念术语并开发详细概念规范说明的基本蓝图。领域模型包括构建专用参考模型实例和构建实例中实体、属性、实体间关系。

中国循证医学通用参考模型的数据结构分为 5 层，包括：信息领域类型、结构文档、文档段、数据组和数据元。首先，临床研究信息模型 openPCR 中，"临床研究"作为整体在中国循证医学参考模型 5 层数据结构中处于顶层，为信息领域类型。其次，根据 openPCR 顶层核心功能需求：注册信息需求、临床研究设计信息需求和 CRF 信息需求进一步将临床研究分为对应的三层结构：公用结构文档、内部结构文档和临床结构文档（图 5 - 3）。

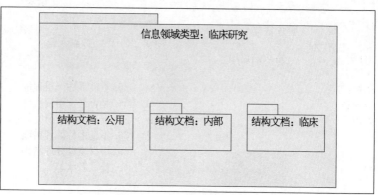

图 5-3 openPCR 顶层参考模型实例

在研究 openPCR 核心功能需求时,主要按照业务流程分析法对核心功能需求进行分类研究,这时的分类主要为了保证功能需求分析的完整和全面。在设计信息模型时,构建模型实例则要考虑到信息组织和利用的科学性和实用性。

一、公用结构文档模型

公用结构文档中包括临床研究可以公开的信息,主要为临床研究注册信息和临床研究网站公布信息。目前,大部分临床研究注册数据库的结构化和规范化还有待进一步优化,临床研究的检索途径和检索入口也不能完全满足利用要求。并且大部分的临床研究都没有建立网站来公开研究信息。中国临床研究目前主要利用的临床研究注册数据库为美国 ClinicalTrials.gov 注册库(中国临床试验注册数 5 400 余项)、中国临床试验注册中心(Chinese Clinical Trial Registry, ChiCTR;中国临床试验注册数 4 600 余项)、澳大利亚、新西兰临床研究注册库(Australian New Zealand Clinical Trials Registry, ANZCTR;中国临床试验注册数 130 余项)、英国 ISRCTN 注册库(中国临床试验注册数 80 余项)[22~25]。在建立公用结构文档时,为了使临床研究在最大程度上和最大范围上的公开,采用都柏林核心元数据集(Dublin Core Metadata Element Set,简称 DC 元数据集)来组织和描述公用结构文档中的信息(图 5 - 4)。DC 元数据集是 DCMI 支持和维护的,它包含 15 个描述资源的基本且通用的信息元素[26]。DC 元数据集是目前被广泛认可的元数据标准,它多用于表达网络资源信息。公开结构文档中的注册信息包括标识符、名称、摘要等与 DC 元数据集的元素基本一致,而且 DC 元数据集可以根据用户的特定需求对 15 个元数据进行扩展。因此,公用文档采用 DC 元数据集的组织结构方式和描述方式,有助于今后临床研究建立网站,公开和共享信息奠定良好基础。

DC 元数据集可分为 3 个文档段,分别为:内容、知识产权和标识。其中内容文档段下包括"名称""描述""来源""主题""关联""时空范围"等数据组;知识产权文档段包括"创建者""其他责任者""出版者""权限"数据组;标识文档段包括"日期""格式""标识符""类型"数据组。根据公用结构文档的功能需求,增加了管理文档段以容纳受试者入选信息。每个数据组之下容纳注册信息核心需求研究中抽取的 24 个数据元素。

在这一过程中,不仅对 24 个数据元素的名称进行中文术语标准化,还对数据结构中的文档段和数据组的名称标准化。24 个数据元素名称在标准化后就成为 24 个数据元。名称标准化的依据主要为中国《药物临床试验质量管理规范》、WS 363 - 2011、DC 元数据集和中国 ChiCTR 注册中心的数据字段中文名称。对于以上的标准和数据集中没有的中文表达,则根据 WS 363.1 - 2011 中数据元名称的命名方法来进行约束。完整的"数据元名称=对

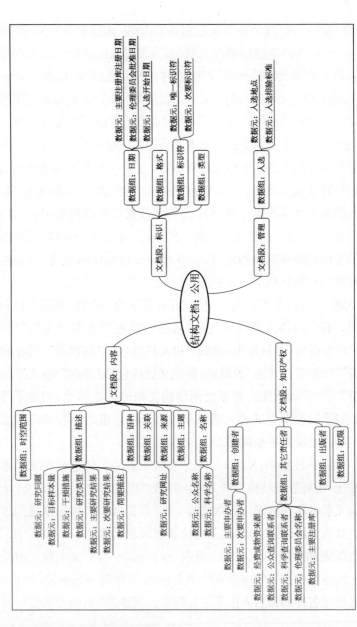

图 5 - 4　公用结构文档结构框架

象类术语＋特性类术语＋表示类术语＋（限定类术语）"[27]。

目前公用结构文档中的数据虽然是结构化的数据，但结构化还不强。例如，数据元"研究类型"中可以包括更具体、更细化的内容，如是何种类型的研究、研究采用怎样的分配方法、是否采用盲法、研究为几期研究等。对这类包含复杂内容的数据元的著录方式采用DCMI建议的一种结构化描述方法DCSV（Dublin Core Structured Value）[28]，即复杂数据元的值为结构化值，其包括组合标签（componentLabel）和组合值（componentValue）。组合标签是结构化值中组合项的名称，组合值是结构化值中的组合项对应取值。采用"＝"将组合标签和组合值区分，"；"将不同组合值分开，而"."则表达了组合标签间的等级结构。

例如，对一个采用盲法的三期随机对照干预性试验的临床研究，数据元"研究类型"采用DCSV著录后，其内容的著录实例可表达为：

研究分类＝干预；分配方式＝随机对照；采用盲法＝是；研究分期＝3期

又如，一个临床研究的入选排除标准中，入选标准为年龄在18周岁至70周岁之间，性别不限，且一年内经肾活检诊断的原发性肾小球疾病；排除标准为妊娠或哺乳期妇女，过敏体质者和正在参加另外一项临床研究者。则数据元"入选排除标准"的著录为：

入选标准＝年龄18周岁至70周岁之间；一年内经肾活检诊断的原发性肾小球疾病；排除标准＝妊娠或哺乳期妇女；过敏体质者；正在参加另外一项临床研究者

采用这种方式，与目前大部分临床研究注册库的基本数据集和内容保持一致，易于今后对注册库数据集进一步的结构化和标准化。

二、内部结构文档模型

内部结构文档主要是临床研究方案的研究设计信息。内部结构文档不仅可以帮助建立结构化的临床研究方案，而且能够为临床结构文档中的部分数据元提供允许值。SDTMIG 中的研究设计数据集部分将研究设计模型分为研究摘要、研究组别、研究要素、研究访视和入选排除标准等 5 个数据集合。参考这 5 个数据集合，并增加有关研究标识的数据集合。因此，openPCR 将内部结构文档分为 6 个数据组，包括：研究标识、研究摘要、研究组别、研究访视、研究要素和入选排除标准（图 5-5）。

其中"研究摘要"和"入选排除标准"数据组与公用结构文档中的部分数据组和数据元表达的内容一致，甚至部分有关"研究组别"中的数据元也会在一些临床研究注册库中表达。通常情况，内部结构文档中的数据组或数据元和公用结构文档中的数据组和数据元在表达相同语义内容时有两种情况。一种情况是，内部结构文档的数据组或数据元与表达公用结构文档中相同语义的数据组或数据元的结构化程度不同，内部结构文档数据组和数据元的结构化程度更高。例如，公用结构文档中的"入选排除标准"为数据元层，可以采用 DCSV 方式将所有入选排除标准条件内容值赋予"入选排除标准"。而在内部结构文档中，"入选排除标准"位于数据组层，其又分为两个下一级数据组"入选标准"和"排除标准"。每一个入选（或排除）标准都由至少两个数据元"入选（或排除）标准代码"和"入选（或排除）标准描述"进行表达。在内部结构文档中数据组"入选排除标准"的著录结构如图 5-6 所示。

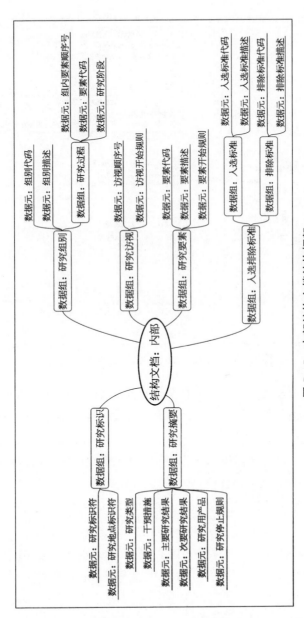

图 5 - 5 内部结构文档结构框架

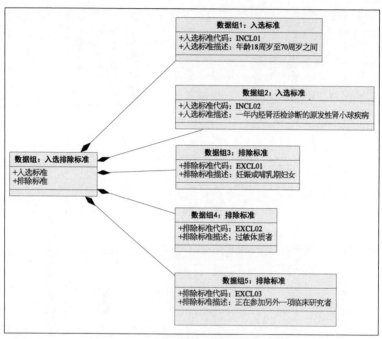

图 5 - 6   "入选排除标准"数据组实例结构

　　另一种情况是,部分内部结构文档的结构化程度要求不高,可以与表达公用结构文档中相同语义的数据组或数据元的结构化程度一致,因此,可以复用公用结构文档中相同语义的数据组或数据元。这类数据组和数据元集中在"研究摘要"数据组中表达(图 5 - 7)。研究设计信息需求部分中提取了"研究类型""研究分期""分配方法""盲法""干预名称""干预描述""研究用产品名称""研究用产品描述""研究停止规则""主要研究结果""次要研究结果"等 11 个数据元素。将这 11 个数据元素参照公用结构文档的对应数据元进行合并和规范化后形成"研究类型""干预措施""研究用产品""研究停止规则""主要研究结果"和"次要研究结果"共 6 个数据元。数据元素"研究分期""分配方法""盲法"
"干预名称""干预描述""研究用产品名称""研究用产品描述"则
作为 DCSV 复杂数据元值的组合标签。

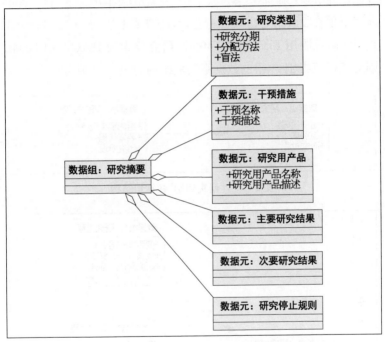

图 5-7 "研究摘要"数据组结构框架

　　研究设计信息需求部分抽取的 26 个数据元素和内部结构文
档中的数据组名称,同样依据《药物临床试验质量规范》和 WS
363-2011 进行中文术语标准化。没有对应中文术语的,则根据
WS 363.1-2011 中数据元名称的命名方法命名。26 个数据元素
经过合并和标准化后形成 21 个数据元(图 5-5)。

　　数据组"研究组别"下又设立了数据组"研究过程"用以容纳表

达处于不同研究阶段的要素(element)描述,包括数据元"组内要素顺序号""要素代码"和"研究阶段"(图5-8)。例如,某临床研究为随机对照试验研究,分为试验组A组和对照组B组,两组均采用同样的研究阶段:筛选(要素1)、干预(要素2)、随访(要素3)。其中A组干预阶段服用药物C并行化疗,研究要素为Trt C+Chemo,B组干预阶段服用Placebo并行化疗,研究要素为Placebo+Chemo。则对该研究组别A组的数据组实例结构为图5-9所示。

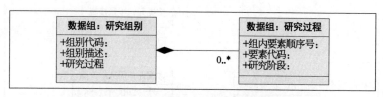

图5-8 "研究组别"数据组结构

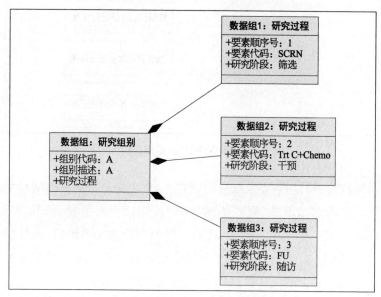

图5-9 研究组别:A组的实例结构

三、临床结构文档

与针对研究层面的公开结构文档和内部结构文档不同,临床结构文档主要针对受试者层面。有关受试者的临床信息通常分为两种类型,一种类型的信息是在受试者进入研究后,开始访视前的标识类信息,如研究标识、受试者标识、访视标识、人口学、入选排除标准等,另一种类型的信息是每次访视收集的临床数据,部分信息在整个访视过程中只收集一次,如病史、使用物质等;部分信息在整个访视阶段会多次收集,如生命体征、各种检测、不良事件等。所以,临床结构文档首先被分为文档头和文档体来分别容纳这两种类型的信息(图 5 - 10)。

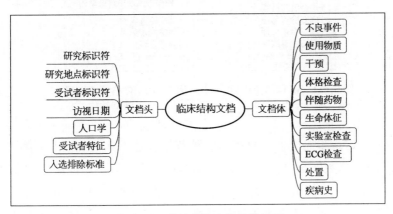

图 5 - 10 临床结构文档结构框架

CRF 信息需求部分提取的 40 个数据元素和临床结构文档数据结构中的数据组名称依据《电子病历基本架构与数据标准(试行)》和 WS 363 - 2011 进行中文术语标准化。如果有对应的中文名称,则采用。如果没有,根据 WS 363.1 - 2011 中数据元名称的命名方法命名。

临床结构文档的文档段"文档头"下直接包括数据元"研究标识符""研究地点标识符""受试者标识符"和"访视日期"。文档头和文档体中的顶层数据组均对应于 CDASH 领域表。每一个顶层数据组都建立一个通用的数据结构,如数据组"ECG 检查"下包括 4 个必备数据元,分别是:是否 ECG 检查、ECG 检查日期、ECG 检查名称和 ECG 检查结果(图 5 - 11)。

又如,数据组"体格检查"下包括 3 个必备数据元,分别是:体格检查名称、体格检查日期和异常发现(图 5 - 12)。

```
┌─────────────────┐
│     ECG检查      │
├─────────────────┤
│ +是否ECG检查     │
│ +ECG检查名称     │
│ +ECG检查日期     │
│ +ECG检查结果     │
└─────────────────┘
```

```
┌──────────────────────┐
│  体格检查通用数据结构  │
├──────────────────────┤
│ +体格检查名称         │
│ +体格检查结果         │
│ +异常发现             │
└──────────────────────┘
```

图 5 - 11　ECG 检查通用　　图 5 - 12　体格检查通用
　　　　　数据结构　　　　　　　　　　数据结构

这是非常理想和简单的一种数据表达方式,但在很多情况下,临床数据的内容更为复杂,如体格检查可以由不同级次的分类组成。在体格检查需要分类时,数据组"体格检查"下可以由等级结构的下位数据组表达体格检查的分类。最底层的数据组就可以复用数据组"体格检查"的通用数据结构。对数据组的进一步分类参照《电子病历基本架构与数据标准(试行)》的对应项目。例如,《电子病历基本架构与数据标准(试行)》的体格检查数据组(数据组标示符:S.02;数据组名称:体格检查)分为 10 类,包括:一般状态、皮肤、淋巴结、头部、颈部、胸部、腹部、生殖器/肛门/直肠、脊柱/四肢、功能(残疾)。临床结构文档中体格检查也可相应地分为"一般状态""皮肤""淋巴结""头部""颈部""胸部""腹部"
"生殖器/肛门/直肠""脊柱/四肢""功能（残疾）"10 个下位数据
组。这 10 个下位数据组已经是最底层的数据组，可以复用数据
组"体格检查"的通用数据结构（图 5‑13）。

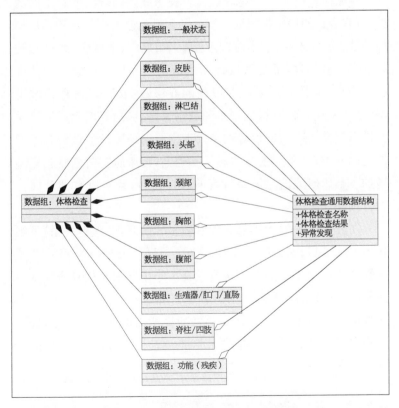

图 5‑13 "体格检查"数据组扩展结构

　　临床研究信息模型采用这种可扩展方式，可以以简单方式记
录临床研究数据，也易于统计分析临床研究数据。

第三节 定义概念术语并开发 详细概念规范说明

领域模型通常采用建模语言来表达概念、属性、概念之间的关系，它表达的仍然是数据结构。概念规范说明则是基于领域模型基础上的技术规范，是对领域模型中的每一个概念、属性和关系的定义和描述，最终形成概念规范说明文件。在概念规范说明中，对中国循证医学参考模型的 5 层数据结构（信息领域类型、结构文档、文档段、数据组和数据元）对应的实例元素采用属性进行定义、描述、取值等约束。在中国循证医学信息概念模型规定的 6 类 19 项元素基本属性基础上，临床研究信息概念模型增加了临床研究信息模型特有的属性项目，且对原有部分属性进行细化。

在公用结构文档中，数据组和数据元的属性"映射关系"下细化为 ClinicalTrials.gov、ChiCTR、ANZCTR、ISRCTN 等 4 个子属性，分别表达该数据组或数据元在 4 个中国临床试验研究主要注册库中对应的元素项，这样，临床研究在向临床研究注册库提交数据时，就可以快速地定位该注册库所需的元素。例如，公用结构文档中数据元"入选排除标准"的属性描述为表 5 - 6 所示。

表 5 - 6 公用结构文档中数据元"入选排除标准"的属性

属性类型	属性名称	属 性 值
标识类	元素标识符	openPCR-DE.eligibilityCriteria.v1
	中文名称	入选排除标准
	英文名称	Inclusion and Exclusion Criteria

续表

属性类型	属性名称	属 性 值	
定义类	定义	纳入受试者的选择标准	
	定义来源	《ICH E3 临床研究报告结构和内容指南》	
关系类	映射关系	ClinicalTrials.gov	Eligibility Criteria
		ChiCTR	纳入标准；排除标准
		ANZCTR	Key inclusion Criteria；Key exclusion criteria
		ISRCTN	Participants‐inclusion criteria；Participants‐exclusion criteria
	等级关系	公用结构文档 　管理 　　入选 　　　入选排除标准	
	关联关系	入选地点	
表示类	值域名称		
	数据类型	字符型	
	表示格式	DCSV	
使用类	使用条件		
	必备条件	Mandatory	
	重复次数	1	
	实　例	入选标准＝年龄 18 周岁至 70 周岁之间；一年内经肾活检诊断的原发性肾小球疾病；排除标准＝妊娠或哺乳期妇女；过敏体质者；正在参加另外一项临床研究者	

　　内部结构文档和临床结构文档中各元素项，尤其是数据元，最终都会用于统计分析，而在 CDASH、STDM 和 STDM IG 中，

变量名（variable name）正是在如统计分析系统（Statistical Analysis System，SAS）等软件进行临床研究统计分析时的必备属性。因此，在内部结构文档和临床结构文档的属性框架中增加属性"变量名（variable name）"。映射关系中，除了与相关电子病历标准对应元素的映射，还包括与 CDASH、STDM 和 STDM IG 的映射。

另外，为了与 CDASH、STDM 和 STDM IG 保持一致，便于数据向权威临床研究监管机构提交和统计分析，在表示类中增加属性"计量单位变量名"。计量单位通常在建立临床研究信息模型时直接作为常量，预先设计在数据录入模板中。例如，数据元"ECG 检查结果"的属性描述如表 5 - 7。

表 5 - 7　数据元"ECG 检查结果"的属性描述

属性类型	属性名称	属性值
标识类	元素标识符	openPCR-DE.ecgTestResult.v1
	中文名称	ECG 检查结果
	英文名称	ECG test result
	同义名称	
	元素类型	数据元
	变量名	EGORRES
定义类	定义	最初接受或收集的 ECG 计量结果值
	定义来源	CDASH
关系类	映射关系	《电子病历基本架构与数据标准》 HR51.99.004.06 观察-结果（数值）
		CDASH　Test Result
		STDM IG　Result or Finding in Original Units

续表

属性类型	属性名称	属 性 值
关系类	等级关系	ECG 检查 ECG 检查结果
	关联关系	是否 ECG 检查 ECG 检查日期 ECG 检查名称
表示类	值域名称	
	数据类型	数值型
	表示格式	N
	允许值	
	计量单位	BEATS/MIN
	计量单位变量名	EGORRESU
使用类	使用条件	
	必备条件	Mandatory
	重复次数	0..*
	实例	62

第四节　定义编码描述与数据格式规范

　　临床研究信息模型 openPCR 中领域模型和概念规范说明表达语义内容。对于语法应用部分,则采用医学信息领域普遍使用的 XML 语言来实现。临床研究环境中的大部分数据模型标准都采用 XML 语言来表达。例如,CDISC 基于 XML 模式开发了 ODM,用于交换和归档临床试验数据;CDISC 还采用 XML(SDM-XML)

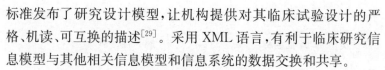

标准发布了研究设计模型，让机构提供对其临床试验设计的严格、机读、可互换的描述[29]。采用 XML 语言，有利于临床研究信息模型与其他相关信息模型和信息系统的数据交换和共享。

中国循证医学信息模型的 XML 标记语言采用英文。信息领域类型、结构文档、文档段、数据组和数据元对应的 XML 标记符分别为 ＜ domainCategory ＞、＜ structuredDocument ＞、＜section＞、＜ dataGroup ＞、＜ dataElement ＞。其中，＜section＞和＜dataGroup＞都可以分别使用相同的节点标记符＜section＞和＜dataGroup＞来对下位文档段和数据组进行嵌套。采用 UML 表示 openPCR 模型并开发 XML 模式。仍然以数据组"体格检查"为例，给出表示临床文档中数据组"体格检查"的下位数据组"皮肤"的结构和 XML 实例片段来展示模型中具体概念的描述格式规范(图 5 - 14)。

小　　结

中国的临床研究信息化是中国循证医学信息领域中的一个薄弱环节，不仅没有相关的国家标准，也鲜有临床研究数据库和信息模型的研究。临床研究的数据收集也是以手工收集为主。本文按照业务流程分析法和文献保证法建立起临床研究信息模型的需求体系，并在中国循证医学信息模型的基础上构建起临床研究信息模型的内容和结构框架。

临床研究信息模型顶层结构包括公用结构文档、内部结构文档和临床结构文档。

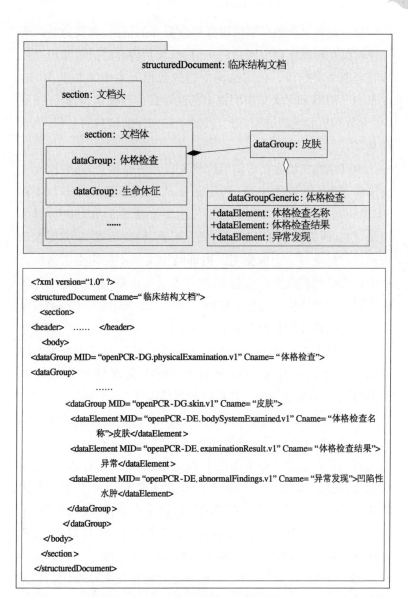

图 5-14 数据组"体格检查"下位数据组"皮肤"的结构和 XML 实例片段

第五章　中国临床研究信息模型构建

205

公用结构文档包括临床研究可以公开的信息，主要为临床研究注册信息和临床研究网站公布信息，包括内容、标识、知识产权和管理四个文档段。公用结构文档的数据元主要来源于 WHO 发布的 TRDS 和渥太华声明提出的注册最小数据集，数据元按照 DC 元数据集的组织结构方式，以便于临床注册信息的公开、检索和共享。

内部结构文档主要容纳临床研究设计方法信息，其数据元主要来源于 ICH GCP、中国《药物临床试验质量规范》、STDM 和 STDMIG。内部结构文档的数据元主要按照 STDMIG 的分类来组织，包括研究标识、研究摘要、研究组别、研究访视、研究要素和入选排除标准等 6 个数据组。内部结构文档不仅为临床结构文档中的数据元提供允许值选项，而且也是临床研究设计标准化和临床研究方案结构化的主要依据。

临床结构文档是临床数据录入的主要容器。它是临床研究受试者在整个临床研究过程中产生的临床研究所需的数据。临床结构文档的数据元主要来自 CDASH 高度推荐数据元和 STDMIG 的必备数据元。其顶层数据结构采用《电子病历基本架构与数据标准（试行）》中电子病历临床文档信息模型的顶层结构，将临床结构文档分为文档头和文档体两个文档段。其中，文档头容纳受试者进入研究时的标识类信息，如研究标识、受试者标识、访视标识信息、人口学、入选排除标准等；文档体容纳每次临床研究访视时收集的临床数据，包括不良事件、使用物质、干预、体格检查、伴随药物、生命体征、实验室检验、ECG 检查、处置和疾病史等 10 个数据组。临床结构文档中数据组的组织采用 CDASH 的领域表结构，有助于临床研究数据收集标准化和临床研究数据的统计分析（图 5 - 15）。

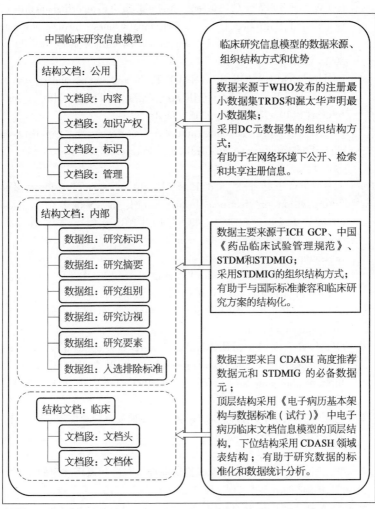

图 5-15　中国临床研究信息模型结构、数据来源、组织结构方式和优势

参考文献

[1] XU W，LI T，WU C. Current situation on the reporting quality of randomized controlled trials in 5 leading Chinese medical journals Original Research Article[J]. Journal of Medical Colleges of PLA，2009，24(2)：105 - 111.

[2] KOHL C D，GARDE S，KNAUP P. Facilitating secondary use of medical data by using openEHR archetypes[J]. Stud Health Technol Inform，2010，160(Pt 2)：1117 - 1121.

[3] BABRE D. Electronic data capture — narrowing the gap between clinical and data management [J]. Perspect Clin Res，2011，2 (1)：1 - 3.

[4] The eClinical Forum1 and PhRMA EDC/eSource Taskforce. The Future vision of electronic health records as eSource for clinical research[R/OL].（2006 - 09 - 14）[2015 - 01 - 30]. http://citeseerx. ist. psu. edu/viewdoc/download?doi＝10. 1. 1. 114. 501&.rep＝rep1&.type＝pdf.

[5] EHR/CR Functional Profile Working Group. EHR/CR Functional Profile. Informative Level Ballot Release 1[S/OL].（2014 - 11）[2015 - 01 - 30]. http：//www. hl7. org/implement/standards/product_brief. cfm?product_id＝16.

[6] OHMANN C，KUCHINKE W. Future developments of medical informatics from the viewpoint of networked clinical research. Interoperability and integration[J]. Methods Inf Med，2009，48(1)：45 - 54.

[7] 国家食品药品监督管理总局.《药物临床试验质量管理规范》(局令第 3 号)[S/OL].（2003 - 08 - 06）[2019 - 05 - 05]. http://samr. cfda. gov.cn/WS01/CL0053/24473.html.

[8] 李见明.浅析中国药物临床试验管理规范与国际通用准则的异同点[J].中国临床药理学杂志,2010,26(9)：707 - 710.

[9] EVANS T，GÜLMEZOGLU M，PANG T. Registering clinical trials：an essential role for WHO[J]. Lancet，2004，363(9419)：1413 - 1414.

[10] 刘雪梅,李幼平,吴泰相,等.基金资助的中国临床试验注册情况调查[J].中国循证医学杂志,2008,8(5)：305 - 311.

[11] 中国临床试验注册中心/中国医学研究信息管理中心.关于推广使用基于互联网的临床研究公共管理平台暨提供数据和安全监测服务的公告 [EB/OL]. [2015 - 01 - 30]. http://f2. clinicaltrialecrf. org/doc/2014/5/2/2000344628796347894.pdf.

[12] COYLE K，BAKER T. Guidelines for Dublin Core Application Profiles [EB/OL]. (2009 - 05 - 18) [2015 - 01 - 30]. http://dublincore. org/documents/2009/05/18/profile-guidelines/.

[13] FRIEDMAN G D. Primer of epidemiology (3rd edition)[M]. London：McGraw-Hill Book Company，1987.

[14] International Conference on Harmonisation of technical requirements for registration of pharmaceuticals for human use. ICH Harmonised Tripartite Guideline：Guideline for Good Clinical Practice E6(R1) [S/OL]. (1996 - 06 - 10) [2015 - 01 - 30]. http://www. ich. org/fileadmin/Public_ Web _ Site/ICH _ Products/Guidelines/Efficacy/E6 _ R1/Step4/E6_R1_Guideline.pdf.

[15] Ottawa Statement on Trial Registration [EB/OL]. [2015 - 02 - 09]. http://ottawagroup.ohri.ca/index.html.

[16] International Clinical Trials Registry Platform (ICTRP). Why is Trial Registration Important? [EB/OL]. [2015 - 02 - 09]. http://www. who.int/ictrp/trial_reg/en/index.html.

[17] CDISC Submission Data Standards Team，CDISC SDTM Governance Committee. Study Data Tabulation Model[S/OL]. (2016 - 06 - 27) [2019 - 04 - 24]. https://www. cdisc. org/system/files/members/standard/foundational/sdtm/SDTM%20v1.5.pdf.

[18] CDISC Submission Data Standards Team. SDTM Implementation Guide：Human Clinical Trials (SDTMIG)[S/OL]. (2008 - 11 - 12) [2019 - 05 - 06]. http://meta-x.com/cdisc/doc/SDTM%20Implementation%20Guide%20V3.1.2.pdf.

[19] CDISC CDASH Team. Clinical Data Acquisition Standards Harmonization (CDASH)[S/OL]. (2011 - 01 - 18)[2019 - 04 - 23]. https://www. cdisc. org/system/files/members/standard/foundational/cdash/cdash_std_1_1_2011_01_18.pdf.

[20] International Clinical Trials Registry Platform (ICTRP). WHO Data

Set[EB/OL]. [2015 - 01 - 30]. http://www.who.int/ictrp/network/trds/en/.

[21] Information and documentation — Managing metadata for records — Part2：Conceptual and implementation issues：ISO 23081 - 2 [S]. Geneva：ISO copyright office，2009.

[22] ClinicalTrials. gov. See Studies on Map[EB/OL]. [2019 - 05 - 06]. https://www.clinicaltrials.gov/ct2/search/map/click?map.x＝1356 & map.y＝390 & mapw＝1784.

[23] 中国临床试验注册中心（ChiCTR）.检索试验[EB/OL]. [2019 - 05 - 06]. http://www.chictr.org/searchproj.aspx.

[24] Australian New Zealand Clinical Trials Registry (ANZCTR). Statistics to the end of September 2018 [EB/OL]. [2019 - 05 - 06]. http://www.anzctr.org.au/docs/Monthly％ 20Website％ 20Reporting ＿ Statistics.pdf?t＝636.

[25] International Standard Randomised Controlled Trial Number (ISRCTN). View all studies[EB/OL]. [2019 - 05 - 06]. http://www.isrctn.com/search?q＝.

[26] 国家质量监督检验检疫总局,国家标准化管理委员会.信息与文献 都柏林核心元数据元素集：GB/T25100 - 2010 [S].北京：中国标准出版社,2009.

[27] 中华人民共和国卫生部.卫生信息数据元目录 第 1 部分：总则：WS 363.1 - 2011 [S].北京：中华人民共和国卫生部,2011.

[28] COX S, IANNELLA R. DCMI DCSV：A syntax for representing simple structured data in a text string[EB/OL]. (2006 - 04 - 10)[2015 - 01 - 30]. http://dublincore.org/documents/dcmi-dcsv/.

[29] CDISC Study Design Model in XML (SDM-XML)[R/OL]. (2011 - 01 - 01) [2015 - 01 - 30]. https://www.cdisc.org/system/files/members/standard/foundational/sdm-xml/cdisc_sdm_xml_1.0.pdf.

第六章

中国临床路径信息模型构建

电子病历不仅有功能需求的国际标准,还有信息模型、信息交换和功能实现框架的国际标准。临床研究虽然没有信息模型的国际标准,但有临床研究数据收集和提交国际标准,以及临床研究数据存档和交换的计算机规范格式国际标准。与电子病历和临床研究不同,临床路径没有任何国际公认的规范标准。这与临床路径主要针对具体医疗机构而制定的特点有关。很多时候临床路径的制定是个性化的、本地化的,不同医疗机构之间临床路径可能有很大的差别。因此,临床路径信息模型的研究和发展也主要是个性化的和本地化的。但临床路径又有许多共性的,通用的信息是可以统一开发和共享的。截至 2017 年第一季度末,中国国家卫生健康委员会已制定下发《医疗机构临床路径管理指导原则》和 30 多个专业 1 212 个病种的标准临床路径[1]。澳大利亚和英国等也都制定和颁发了国家或地区的标准临床路径和临床路径制定指南。临床路径通常包括临床路径流程文本和临床路径表。本书所指的临床路径是结构化的可被计算机操作处理的临床路径表。

《临床路径:最佳实践指南》指出,电子临床路径是以纸质临床路径为基础开发的。开发电子临床路径的工具可以是灵活多样的,而其最佳建立方式是模块化方式,应该建立起通用的,可复用的模块[2]。中国临床路径信息模型的构建目的,是在中国循证医学信息模型框架下,遵循国际临床路径相关标准,建立公开的、标准化的临床路径信息模型,使之方便医疗机构和医务人员创建规范的本地版电子化临床路径,并整合到医疗信息系统。

临床路径信息模型的构建仍然在中国循证医学信息模型框架结构基础上,遵循中国循证医学信息概念模型设计方法——DCAP法来建立。我们为该模型取名为 openCP(an open metadata schema for Clinical Pathway)。由于中国目前已经颁布了基于纸质的标准临床路径,因此,openCP 建立在中国标准临床路径基础之上,设计方法包括:确定核心功能需求,并比较现有中国标准临床路径;在现有标准临床路径基础上,优化语义结构;对现有标准临床路径中的数据元素进行标准化和规范化,并开发详细概念规范说明;定义编码描述与数据格式规范。

第一节　确定核心功能需求并比较现有中国标准临床路径

一、临床路径需求分析来源

由于目前在临床路径领域缺乏像在临床研究领域那样的临床数据收集、提交等国际和国家标准。本书临床路径需求分析的数据来源为中国和部分发达国家或地区的临床路径标准和指南以及大量相关文献。来源具体为:中国《医疗机构临床路径管理指导原则》和具体的标准临床路径[3];澳大利亚昆士兰州临床优化部(Clinical Excellence Division)和临床实践改善中心(Clinical Practice Improvement Centre)制定的临床路径和《临床路径制定工具》[4,5]；澳大利亚维多利亚州政府医院需求管理战略（Hospital Demand Management Strategy，HDM Strategy）启动的急诊科临床路径项目及相关报告[6]；澳大利亚国立癌症专家参考组（National Cancer Expert Reference Group，NCERG）牵头制定的最佳癌症临床路径及相关报告[7]；英国国家医疗服务体系（National Health Service，NHS）下的英国国家卫生医疗质量标准署（National Institute for Health and Clinical Excellence，NICE）制定的临床路径[8]；英国威尔士下属国家医疗领导和改革机构（National Leadership and Innovation Agency，NLIAH）出版的《临床路径：最佳实践指南》[2]以及其他有关临床路径研究文献。

根据现有的临床路径标准和相关文献资源，无论电子临床路径还是纸质临床路径都包括三个维度。第一维是时间维，临床路径的主要内容都是按时间顺序进行记录的，多是以时间表的形式存在，即时间作为横轴；第二维是内容维，临床路径的主要内容包括临床细节（检查、检验、活动、干预等）、临床结果、出院计划、变异记录等。临床路径内容多作为纵轴；第三维是人员维，临床路径的实施者主要是医务人员，他们在实施临床路径后的签名是必不可少的（图6-1）。

二、临床路径核心功能需求

在对临床路径需求来源的分析中发现，虽然不同国家、不同机构开发的临床路径在框架结构和具体数据方面不尽相同，但却有部分临床路径需求内容是所有临床路径都应该具备的，我们称这类临床路径需求为临床路径核心功能需求。澳大利亚维多利亚州急诊科临床路径项目报告《临床路径评价框架》[10]和英国威

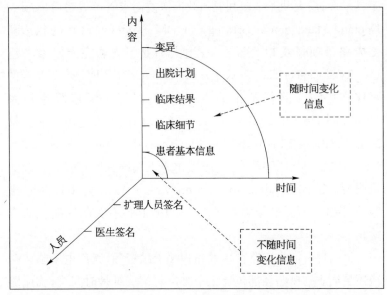

图 6-1　临床路径三维

尔士出版的《临床路径：最佳实践指南》[2] 指出，临床路径应该包括临床活动、临床细节、临床结果、出院计划、时间表和变异标准；此外，临床路径还应该采用结构化格式。日本学者在电子病历标准化功能研究中还指出，电子临床路径应该与电子病历等外部信息系统整合[11]（表 6-1）。

表 6-1　临床路径核心功能需求描述

1. 临床路径必有临床细节（活动、干预等）

2. 临床路径必有临床结果和出院计划

3. 临床路径必有时间表

4. 临床路径必有变异和标准变异编码并能统计分析

续表

| 5. 临床路径必是结构化、标准化文件 |
| 6. 临床路径必能适合患者个体需求 |
| 7. 电子临床路径必能切换到电子病历、电子医嘱等外部信息系统 |

其中,前 6 项核心功能需求是纸质临床路径和电子临床路径都必须遵循的,后一项核心功能需求是电子临床路径必须遵循的。首先,临床路径必须包括临床细节元素(活动、干预等)[12]。按时间顺序显示临床工作细节的列表是临床路径主要内容。其次,临床路径的目的就是达到预期的结果,因此在什么时间点达到怎样的临床结果以及出院的标准和计划是临床路径的重要内容[13]。第三,临床路径中所有的诊疗工作和临床结果都是按照时间顺序推进的,时间顺序反映路径流程。第四,变异是临床路径实施过程中没有遵循临床路径的原因记录,它是临床路径中必不可少的部分[13]。变异监测临床路径具体的实施情况,对变异数据的收集、统计和分析能够帮助改进临床路径,因此,标准的、通用的变异编码有利于数据的统计分析。第五,临床路径应该是结构化、标准化文件,对于纸质临床路径来说,这便于医务人员迅速锁定关键信息,更好地组织临床路径和实施临床路径,以及更容易转化为电子临床路径;对于电子临床路径来说,结构化和标准化便于系统建立通用的、可复用的临床路径数据元素,可更大范围地共享临床路径数据元素,以及与其他医学信息系统的无缝链接。第六,临床路径通常是按照病种来制定的,但临床路径的实施是针对每一个患者个体的[13],所以具体的临床路径要满足患者个体的需求。第七,在整个医疗信息系统中,电子临床路径作为医疗信息系统的一个节点,应该能整合到整个医疗信息系统中,

并且和电子病历、电子医嘱、其他临床路径进行有效链接。因此，临床路径数据元素的结构化和标准化如果能够与其他医疗信息系统的数据元素结构化和标准化取得一致，这将大大有利于电子临床路径与其他医疗信息系统的整合。

三、比较分析中国标准临床路径

我国目前已制定颁布了 30 多个专业 1 212 个病种的临床路径[1]。每一个临床路径都包括文本文件方式的临床路径流程和结构化方式的临床路径表。临床路径流程文本通常包括：适用对象、诊断依据、治疗方案的选择、标准住院日、进入路径标准、术前准备、选择用药、入院过程、出院标准、变异及原因分析等内容。不同病种的流程项目不尽相同。临床路径表的表头为患者基线信息，表体为以时间为横轴、诊疗项目为纵轴的表格。其中纵轴分为：主要诊疗工作、重点医嘱、主要护理工作、病情变异记录、护士签名和医师签名。以下所指的临床路径均为临床路径表。

首先将我国临床路径与国外同病种临床路径进行对比分析研究，其次再分析两者对临床路径核心功能需求的满足度。研究选取的国外临床路径为澳大利亚昆士兰州临床优化部制定的临床路径[4]。选择澳大利亚昆士兰州临床路径的原因主要因为它是政府制定的临床路径系列标准，而且也是少数在网络上公开发布的标准。目前它发布的 10 个病种临床路径中有多个病种中国也有对应的临床路径标准，而且两者在临床路径的结构和格式上也比较一致。

与目前大部分临床路径分别由特定医疗机构制定不同，澳大利亚昆士兰州临床优化部制定的临床路径是面向整个昆士兰州的标准临床路径。其第一批制定的临床路径选用骨科、产科和外科中 10 大诊断相关分类（diagnosis-related groups，DRG），分别为心脏病临床路径、临终关怀临床路径、颅脑损伤临床路径、产科临床路径、脑膜炎球菌病临床路径、骨科临床路径、肾病临床路径、戒烟临床路径、外科手术临床路径和短暂性脑缺血发作/中风和内镜检查临床路径等 11 类临床路径。在这 11 类临床路径中，相同病种的临床路径有急性非 ST 段抬高性心肌梗死介入治疗临床路径、急性 ST 段抬高心肌梗死介入治疗临床路径、剖宫产临床路径、阴道分娩临床路径和短暂性脑缺血发作临床路径。以下选用澳大利亚昆士兰州临床优化部制定的急性 ST 段抬高心肌梗死介入治疗临床路径与我国急性 ST 段抬高心肌梗死临床路径进行比较。我国颁布的标准临床路径和澳大利亚昆士兰州制定的临床路径都是基于纸质的，而且是线性顺序模型的临床路径，都包括基本数据项和时间表（表 6 - 2）。

表 6 - 2　中国与澳大利亚昆士兰州急性 ST 段抬高心肌梗死介入
治疗临床路径数据项比较

中国急性 ST 段抬高心肌梗死临床路径		澳大利亚昆士兰州急性 ST 段抬高心肌梗死介入治疗临床路径	
基本数据项	基本信息	基本信息（Demographics）	
		程序（Procedures）	
		记录说明（Documentation Instructions）	
		签名日志（Signature Log）	
		出院表单（discharge checklists）	恢复/教育（Rehabilitation/Education）
			用药（Medications）
			预约（Appointments）
			表格（forms）
		变异编码（Variance Codes）	
		临床事件/变异（Clinical Events/Variances）	

续表

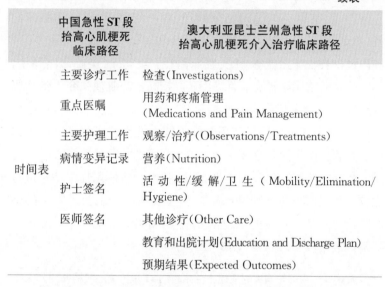

中国急性 ST 段抬高心肌梗死临床路径	澳大利亚昆士兰州急性 ST 段抬高心肌梗死介入治疗临床路径
时间表	主要诊疗工作	检查(Investigations)
	重点医嘱	用药和疼痛管理(Medications and Pain Management)
	主要护理工作	观察/治疗(Observations/Treatments)
	病情变异记录	营养(Nutrition)
	护士签名	活动性/缓解/卫生(Mobility/Elimination/Hygiene)
	医师签名	其他诊疗(Other Care)
		教育和出院计划(Education and Discharge Plan)
		预期结果(Expected Outcomes)

　　将我国颁布的标准临床路径和澳大利亚昆士兰州制定的临床路径与临床路径的 7 项核心功能需求进行对照。对于每一项需求描述，两项临床路径是否能够满足。满足度采用"＋""＋－"和"－"来衡量。其中"＋－"作为基线，表示该功能需求中的内容可以部分满足，"＋"表达该功能需求中的所有内容都可以满足和实现，"－"则表示该功能需求中的内容完全不能满足(表 6 - 3)。

　　比较中国颁布的标准临床路径和澳大利亚昆士兰州制定的临床路径，发现两者都能基本满足临床路径的核心功能需求，在临床路径结构化和标准化方面和临床路径电子化方面都需要加强。澳大利亚昆士兰州制定的临床路径在临床结果和出院计划的记录方面，以及变异标准编码的制定方面都比中国的标准临床路径更加完善。

表6-3 中国标准临床路径和澳大利亚昆士兰州临床路径对核心功能需求的满足度

临床路径核心功能需求描述	中国急性ST段抬高心肌梗死临床路径	满足度	澳大利亚昆士兰州急性ST段抬高心肌梗死介入治疗临床路径	满足度
1. 临床路径必有临床细节（活动、干预等）	时间表包括了主要诊疗工作、重点医嘱、主要护理工作、变异记录和签名等	+	时间表包括了检查、用药和疼痛管理、观察/治疗、营养、活动性/缓解/卫生、其他诊疗、教育和出院计划、预期结果	+
2. 临床路径必有临床结果和出院计划	临床路径的预期结果和出院标准都记录在临床路径流程文本中，临床路径表中没有反映。临床路径表中记录了是否可以出院，以及出院后注意事项等信息	+-	在临床路径中专门设置出院表单来容纳出院计划、教育、用药等信息。在每一个时间阶段都详细记录预期结果	+
3. 临床路径必有时间表	临床路径主体是时间表，其中横轴表示时间，纵轴表示诊疗项目	+	临床路径主体是时间表，一页代表一个时间段，诊疗项目以表单形式呈现	+
4. 临床路径必有变异和变异标准编码并能统计分析	临床路径中有病情变异记录项，但缺乏变异标准编码，难以满足变异统计分析需要	+-	临床路径中有变异记录和变异标准编码，能够满足变异统计分析需要	+

续表

临床路径核心功能需求描述	中国急性 ST 段抬高心肌梗死临床路径	满足度	澳大利亚昆士兰州急性 ST 段抬高心肌梗死介入治疗临床路径	满足度
5. 临床路径必是结构化、标准化文件	临床路径有结构层次，每一项数据元素都是单列的。但结构层次粗略，数据元素的著录未标准化和规范化	＋－	临床路径有结构层次，每一项数据元素单列。但数据元素的著录未标准化和规范化	＋－
6. 临床路径必能适合患者个体需求	每一个临床路径都包括患者基本信息，都针对患者个体	＋	每一个临床路径都包括患者基本信息，都针对患者个体	＋
7. 电子临床路径必能切换到电子病历、电子医嘱等外部信息系统	临床路径为基于纸质的临床路径，可转化为电子临床路径	＋－	临床路径为基于纸质的临床路径，可转化为电子临床路径	＋－

具体来说，中国的标准临床路径需要在以下几个方面进行改进，以完善临床路径的功能需求，并为转化为电子临床路径做准备。

1. 临床路径表缺少部分内容

虽然在临床路径流程文本中有预期结果和出院计划内容，但这两部分重要内容还应该反映在临床路径表中，我国颁布的临床路径表中没有列出临床预期结果，而出院计划的部分内容分述于主要诊疗工作、重点医嘱、主要护理工作项目下，内容不明确，结构不清晰。

2. 临床路径结构化不足

临床路径表纵轴为临床诊疗项目，其可以继续分为：主要诊疗工作、重点医嘱、主要护理工作、病情变异记录、护士签名、医师签名等类目，这几个类目比较粗略且不准确。首先，临床路径就是诊疗工作的时间表，主要诊疗工作几乎包括了临床路径的所有内容，所以诊疗工作这个类目等于没有分类。其次，除重点医嘱下分列长期医嘱、临时医嘱和出院医嘱外，主要诊疗工作和主要护理工作类目之下，直接列出具体的临床路径细节数据元素。这种粗粒度类目下直接列出具体数据元素，许多类目下有近 10 个甚至超过 10 个的数据元素，给医务人员的定位和查找带来困难。

3. 临床路径标准化不足

首先是临床路径数据元素的概念没有标准化，不同专业的临床路径，同一专业不同病种的临床路径，甚至是同一病种的临床路径在数据项表达上都存在不一致的现象，而且部分数据项的表述完全是文本形式的自然语言，有时在同一个数据项中还包括多个不同的概念。另外，中国临床路径缺乏变异标准编码。国外发达国家重视变异管理，通过变异标准编码对变异进行分类，统计不同变异的发生率，分析发生变异的主要因素[11]。而我国的临床路径变异记录主要是文本形式，缺少变异标准编码，难于进行变异统计分析。

4. 临床路径容纳性不足

目前我国制定的临床路径还主要是基于纸质版本而制定的，临床路径的弹性、灵活性、动态性都比较欠缺，难以与其他信息，如临床指南、电子病历、其他临床路径建立良好关联。

第二节　优化中国标准临床
路径语义结构

openCP 以中国标准临床路径为来源,选用包括呼吸内科、消化系统、神经内科、心内科、血液内科、肾内科、内分泌科在内的 7 个专业共 43 个病种的临床路径作为研究对象,优化其语义结构。

一、优化方法

首先,对临床路径框架结构进行优化。在中国循证医学参考模型的 5 层数据结构(信息领域类型、结构文档、文档段、数据组和数据元)中,openCP 的顶层"信息领域类型"为:临床路径。其下,分为不随时间变化的基本信息结构文档,按时间顺序记录的主要诊疗工作、重点医嘱和主要护理工作 3 个结构文档(图 6 - 2)。

再在基本信息、主要诊疗工作、重点医嘱和主要护理工作 4

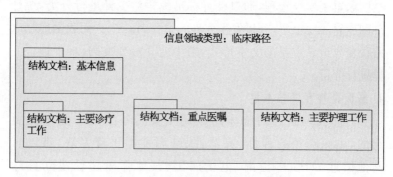

图 6 - 2　openCP 顶层参考模型实例

个结构文档之下增设数据组。需要注意的是，在结构文档之下不宜有过多等级结构层，临床路径在完整反映诊疗流程的同时，为使医务人员方便制定和实施记录临床路径，临床路径表应当简洁清晰。

为了与《电子病历基本架构与数据标准（试行）》的结构和内容保持一致，增设的数据组主要来自《电子病历基本架构与数据标准（试行）》，对于不能归入现有数据组的数据元素则需要建立新的数据组来容纳。例如，数据元素"患者办理出院手续""通知出院处""准备出院带药"等，就通过建立新的数据组"出院计划"来容纳。

其次，对数据元素结构化和标准化。先将每一个专业所有病种的临床路径数据元素提取出来。对于包含多个概念内容的数据元素进行分解。例如，将数据元素"上级医师查房，确定患者出院指征及出院后治疗方案"，分解为数据元素"上级医师查房""确定患者出院指征"和"确定出院后治疗方案"。相同语义的数据元素在进行合并时，由于临床路径的数据元素未有标准化，所以部分相同语义的数据元素其概念的表达方式不同。这时，选取其中一种表达方式。例如，有关表达药物不良反应的概念时，内分泌科临床路径中的数据元素为"并发症相关检查与治疗"，血液内科临床路径中的数据元素为"注意观察皮质激素的副作用，并对症处理"，呼吸内科临床路径中的数据元素为"观察药物不良反应"，可以在这几种表达中选取呼吸内科临床路径中的数据元素为"观察药物不良反应"。再将合并之后的数据元素归入建立的各级数据组中。

对归类后的数据元素的概念进行标准化处理，形成数据元。临床路径的数据元素与其他循证医学类型中的数据元素不同，它不仅包括名词形式,还包括大量动宾形式的表达,甚至是文本形式的表达。这给规范化和标准化带来很大难度。本研究的处理方式是,能够用名词形式表达的数据元素就不采用动宾形式。如果名词形式不能清楚表达概念,则采用动宾形式。例如,数据元素"完成病史采集"的表达是动宾形式,但如果去掉动词"完成",不影响对概念的理解。那么该数据元素就表达为"病史采集"。又如,数据元素"拔出引流管"中,动词"拔出"去掉后,概念语义就完全不同了,因此予以保留。对于部分文本形式的表达,如数据元素"EPS+RFCA 术后患者有置入 ICD 指征,转入 ICD 置入术流程",如果不能转化为名词形式或动宾形式,暂时按照原方式保留,后期作为通用数据元值来处理。对于名词形式和动宾形式的名词部分,根据《电子病历基本架构与数据标准(试行)》和 WS 363-2011 对数据元素进行标准化,如果有对应的中文名称,则采用。如果没有,根据 WS 363.1-2011 中数据元名称的命名方法命名。这样,数据元素就成为数据元。

二、基本信息结构文档模型

基本信息结构文档中包括患者姓名、性别、门诊号、住院号、临床路径适用的诊断信息和操作信息、临床路径从开始到结束的关键时间信息,在《电子病历基本架构与数据标准(试行)》中均有对应的数据组容纳这些信息,基本信息结构文档可直接引用。因此,基本信息结构文档下相应地由数据组"服务对象标识""人口学""诊断""操作"和"事件摘要"组成(图 6-3)。

《电子病历基本架构与数据标准(试行)》中已有的数据元可直接引用。没有的数据元则根据 WS 363.1-2011 中数据元名称的命名方法命名(表 6-4)。

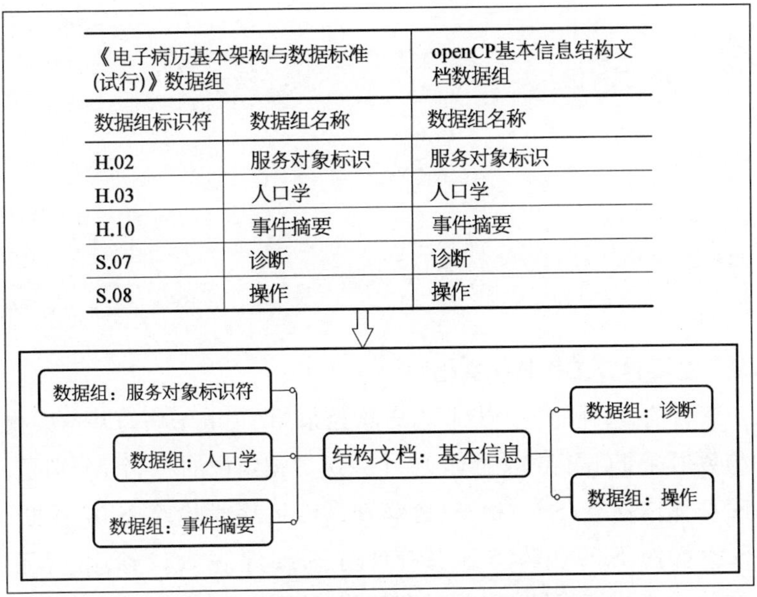

《电子病历基本架构与数据标准(试行)》数据组		openCP基本信息结构文档数据组
数据组标识符	数据组名称	数据组名称
H.02	服务对象标识	服务对象标识
H.03	人口学	人口学
H.10	事件摘要	事件摘要
S.07	诊断	诊断
S.08	操作	操作

数据组：服务对象标识符

数据组：人口学

数据组：事件摘要

结构文档：基本信息

数据组：诊断

数据组：操作

图 6-3　基本信息结构文档顶层结构框架

表 6-4　基本信息结构文档中的数据组和数据元

数　据　组	数　据　元
服务对象标识	姓名 标识号-号码(门诊号) 标识号-号码(住院号)
人口学	性别代码 年龄(岁)
事件摘要	事件开始时间 事件结束时间 起病时间 标准住院日

225

数 据 组	数 据 元
诊断	疾病名称 疾病代码
操作	手术/操作名称 手术/操作代码

三、主要诊疗工作结构文档

目前,选择的 7 个专业临床路径采用了《电子病历基本架构与数据标准(试行)》文档体 16 个一级数据组中的 10 个,分别是:S.02 体格检查、S.05 检查(含病理)、S.06 医学检验、S.07 诊断、S.08 操作、S.09 用药、S.10 诊疗计划、S.11 评估、S.12 诊疗过程记录和 S.15 健康指导。临床路径中常常会将多个检查检验项目合并起来,如神经内科临床路径中有"开化验单和相关检查单"这样的数据元素,因此,本文将"S.02 体格检查""S.05 检查(含病理)""S.06 医学检验"和"S.07 诊断"4 个类目合并在一起采用数据组"诊断检测"来表示;"S.08 操作"和"S.09 用药"往往是治疗手段,因此,也合并为数据组"干预"。另外增加了数据组"出院计划""会诊""访视"和"转诊"。因此主要诊疗工作结构文档下包括 10 个一级数据组(图 6-4)。

(一)数据组"诊疗过程记录""会诊""访视""转诊"和"出院计划"

7 个专业临床路径的数据组"诊疗过程记录""会诊""访视""转诊"和"出院计划"中的数据元素一致性较高。因此,首先对这5 个数据组中的数据元素标准化,形成数据元。其中,数据组"诊疗过程记录"目前暂确定 16 个数据元;数据组"会诊"确定 3 个

《电子病历基本架构与数据标准(试行)》数据组		openCP主要诊疗工作结构文档数据组
数据组标识符	数据组名称	数据组名称
S.02	体格检查	诊断检测
S.05	检查(含病理)	
S.06	医学检验	
S.07	诊断	
S.08	操作	干预
S.09	用药	
S.10	诊疗计划	诊疗计划
S.11	评估	评估
S.12	诊疗过程记录	诊疗过程记录
S.15	健康指导	健康指导

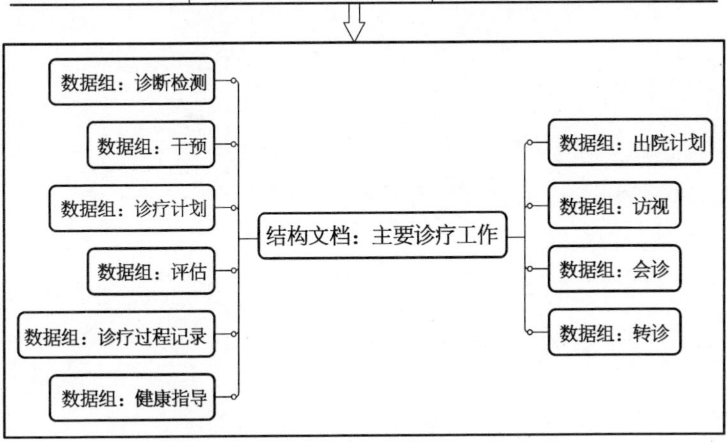

图6-4 主要诊疗工作结构文档顶层框架

227

数据元;数据组"访视"确定 4 个数据元;数据组"转诊"确定 6 个数据元;数据组"出院计划"确定 8 个数据元(表 6-5)。

表 6-5　数据组"诊疗过程记录""会诊""访视"
"转诊"和"出院计划"的数据元

数　据　组	数　据　元
诊疗过程记录	病史采集 病历记录 病案首页记录 病程记录 首次病程记录 术前病程记录 出院前病程记录 入院记录 手术记录 出院记录 查房记录 会诊记录 转诊记录 不良反应记录 疗效记录 诊断证明记录
会诊	相应科室会诊 多科会诊 专科会诊
访视	三级查房 上级医师查房 主治医师查房 住院医师查房 麻醉师访视

数　据　组	数　据　元
转诊	转科 转科手续 转入 CCU 或 ICU 转入外科 转出 CCU 或 ICU 转入普通病房（病情稳定者）
出院计划	出院手续 明确出院时间 通知出院处 预约复诊 出院后注意事项 出院记录 出院证明书 病案首页记录

（二）数据组"诊疗计划""诊断检测""健康指导""干预"和"评估"

对于另外 5 个一级数据组"诊断检测""诊疗计划""健康指导""干预"和"评估"中归类的数据元素,在不同专业、不同病种的临床路径中差异很大,数据元素的信息粒度也有所不同,而且很多数据元素难于标准化。我们采用的方法是,数据组下可设立通用下位数据组。通用下位数据组的设立主要参考《电子病历基本架构与数据标准(试行)》。目前,本研究在数据组"诊断检测"下设立"检查""检验"和"观察"二级数据组;数据组"诊疗计划"下设立"诊疗方案""患者提醒"和"知情告知"二级数据组;数据组"干预"下设立"操作""手术""麻醉"和"用药"二级数据组(图 6-5)。

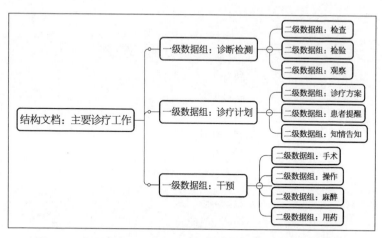

图 6 - 5　通用数据组"诊断检测""诊疗计划"和"干预"结构框架

　　然后将 7 个专业临床路径的数据元素进行合并与归类。对归类后的数据元素的概念进行标准化处理,形成数据元。

　　在不同专业和病种临床路径中,数据元素通常分为两大类,一类是通用数据元素,就是不同专业、不同病种的临床路径都可能使用的数据元素。如数据组"评估"中的数据元素"病史评估""检查前评估""检查结果评估"等。另一类是专用数据元素,就是不同专业或病种临床路径专门使用的数据元素。如数据组"干预"中的数据元素"起搏器常规术后治疗""心律失常常规治疗""起搏器置入术前准备"等,这些数据元素只在心内科临床路径里出现。

1. 通用数据元素经过结构化和标准化后形成通用数据元

　　表 6 - 6 显示了数据组"诊疗计划""诊断检测""健康指导""干预"和"评估"下位数据组和部分通用数据元结构。

2. 专用数据元素包括两种转化方式

　　一种专用数据元素可以转化为通用数据元＋引用的方式。如数据元素"EPS＋RFCA 术后患者有置入 ICD 指征,转入 ICD

置入术流程"就可以转化为通用数据元"术后处理";"EPS＋RFCA 术后患者有置入 ICD 指征,转入 ICD 置入术流程"则可作为特定临床路径——持续性室性心动过速临床路径中数据元"术后处理"的具体引用内容,存储在特定临床路径的引用知识库中(图 6‑6)。引用可以是内部引用,也可以是外部引用。在今后的工作中,还可以对这些引用进行标准化。

表 6‑6 通用数据元

| 数 据 组 | | 数 据 元 |
一级数据组	二级数据组	
诊疗计划	诊疗方案	检查项目
		药物治疗方案
		调整治疗方案
		手术治疗方案
		康复治疗方案
	患者提醒	病情告知
		治疗方案沟通
		治疗后反应沟通
		禁用药告知
		慎用药告知
	知情告知	麻醉知情同意书
		检查知情同意书
		手术知情同意书
		自费用品协议书
		输血知情同意书
		病重通知书
		病危通知书

循证医学信息模型构建与应用

数 据 组		数 据 元
一级数据组	二级数据组	
诊断检测	检查	体格检查 常规检查 特定检查 辅助检查 复查异常检查
	检验	血常规 尿常规 大便常规
	观察	并发症 不良反应 生命体征 病情变化
健康指导		入院宣教 健康宣教 饮食指导 生活方式指导 就医指导 用药指导 康复指导 出院指导
干预	操作	换药 拆线
	手术	手术名称 手术指征 手术禁忌证 术前准备 手术注意事项 术后处理

续表

数据组		数据元
一级数据组	二级数据组	
干预	麻醉	麻醉方式
		麻醉用药
		麻醉体位
	用药	基础用药
		调整用药
		常规药物治疗
评估		病情评估
		病史评估
		检查前评估
		全身状况评估
		适应证与禁忌证评估
		术前评估
		预后评估

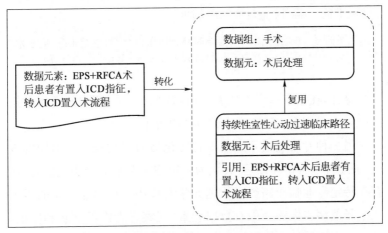

图 6-6　专用数据元素转化为通用数据元＋引用实例

特定专业可以建立数据引用知识库。在制定特定专业临床路径时可以方便地引用知识库中的内容。例如,消化系统专业的"手术"数据组包括:腹腔穿刺术、胆总管内镜下取石术、胃镜检查术、内镜下大肠息肉摘除术等。每一种手术的数据元都包括:手术名称、手术指征、手术禁忌证、术前准备、手术注意事项、术后处理等数据元。而每一种手术的数据元对应的引用内容是不尽相同的。例如,手术名称为"腹腔穿刺术"的"手术"数据组,其数据元与引用内容如表6-7所示。

表6-7　消化系统临床路径数据组"手术"下腹腔穿刺术的数据元和引用内容

数据元	引　　用
手术名称	腹腔穿刺术
手术指征	新发腹水者;原有腹水迅速增加原因未明者;疑似并发自发性腹膜炎者
术前准备	除外合并纤溶亢进或 DIC
术后处理	观察病情变化,必要时补充白蛋白(大量放腹水时,应于术后补充白蛋白,按每升腹水补充 8～10g 白蛋白计算)

这样,在制定特定临床路径时,数据组"手术"中的通用数据元就可以引用对应特定手术的具体内容了。

另一种专用数据元素则不宜转化为通用数据元＋引用的方式,而是经过标准化以后,转化为特定临床路径的专用数据元,保存在特定专业临床路径的数据元集合库中。如消化系统的胃十二指肠溃疡临床路径中有数据元素"观察患者腹部症状和体征,注意患者大便情况",其中"患者腹部症状"和"患者大便情况"都是消化系统临床路径的专用数据元素，可标准化后转化为对应的专用数据元（图 6-7）。

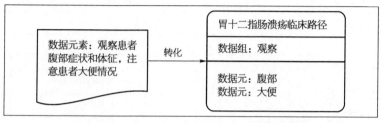

图 6-7 专用数据元素转化为专用数据元实例

四、重点医嘱结构文档

医嘱是指医务人员在诊疗过程中下达的医学指令，是医务人员根据病情需要而对患者在饮食、检查、治疗和护理等方面的书面嘱咐。医嘱内容一般包括：各种检查和治疗、护理常规、护理级别、体位、饮食、药物名称、剂量和用法等[14]。

重点医嘱结构文档的一级分类按照中国标准临床路径的一级分类，就是首先分为长期医嘱、临时医嘱和出院医嘱 3 个文档段。由于医嘱和诊疗工作的关系主要是医学指令的制定和执行的关系，所以医嘱的部分内容与诊疗工作的部分内容是一致的。因此，结构文档"重点医嘱"可以复用"主要诊疗工作"中的部分数据组，如数据组"诊断检测""操作""健康指导"等；其次，还需要增加"护理""饮食""活动"等新的数据组（图 6-8）。

因为医疗指令是明确而具体的。重点医嘱中的数据元一般来说比主要诊疗工作中的数据元更加细化。例如，结构文档"主要诊疗工作"的数据组"用药"的数据元可以为"基础用药""调整用药""常规药物治疗"等概括性的通用数据元；而结构文档"重点

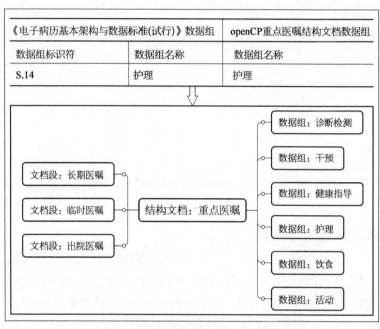

《电子病历基本架构与数据标准(试行)》数据组		openCP重点医嘱结构文档数据组
数据组标识符	数据组名称	数据组名称
S.14	护理	护理

图6-8　重点医嘱结构文档顶层框架

医嘱"的数据组"用药"在特定专业临床路径中的数据元就是具体的药物信息。因此,在重点医嘱中,部分数据组中的数据元可以转化为数据组,其下可以容纳更详细的数据元。例如,结构文档"主要诊疗工作"的数据组"用药"的数据元"基础用药"在结构文档"重点医嘱"中可作为数据组"基础用药",具体的药物名称可作为数据组"基础用药"的专用数据元。

五、主要护理工作结构文档

　　主要护理工作包括护士在医疗、护理活动过程中的主要步骤。结构文档"主要护理工作"可以复用结构文档"主要诊疗工作"和结构文档"重点医嘱"中的数据组。例如,结构文档"主要护理工作"与结构文档"重点医嘱"可共用数据组"护理"。数据组"护理"中包括各专业临床路径通用的数据元,如常规护理、特级护理、一级护理、二级护理、三级护理、生活护理、心理护理等。特定专业的临床路径可以在结构文档"主要护理工作"的数据组下建立专用的数据元,以满足不同专业临床路径中护理工作的特定实施内容。例如,呼吸内科临床路径结构文档"主要护理工作"中的数据组"健康指导",除了结构文档"主要诊疗工作"中数据组"健康指导"包括的数据元外,还可以包括心内科临床路径的特定健康指导内容,如吸入治疗指导、咳嗽排痰方法指导、呼吸康复训练指导等(表6-8)。

表 6-8　呼吸内科临床路径结构文档"主要护理工作"
中数据组"健康指导"的专用数据元集合

数 据 组	数 据 元
健康指导	吸入治疗指导
	咳嗽排痰方法指导
	呼吸康复训练指导

第三节　确定临床路径概念属性并开发
详细概念规范说明

临床路径中数据元的表示类属性与电子病历和临床研究的数据元表示类属性差别较大。一般来说,电子病历和临床研究中的数据元是需要赋值的,而临床路径中的数据元的表示类属性有多种情况,很多数据元是不需要赋值的,只是供医务人员执行的项目。经过对现有临床路径的分析归纳,我们总结出临床路径的四种数据元表示类型。第一类数据元表示对其内容执行与否的判定,这是在临床路径中最常用的数据元,我们称其为判定数据元。中国颁布的临床路径中的数据元主要是这种类型。第二类数据元与电子病历中的数据元类似,数据元需要具体的值来表达,我们称其为赋值数据元,如澳大利亚昆士兰政府下患者安全和质量改进服务部制定的中度危险胸痛临床路径中,检查类下的数据元"电击疗法结果"就是这类数据元,在数据元"电击疗法结果"下设立了5个允许值:阳性、阴性、两可、无法完成、未实施。第三类数据元是触发其他行为的条件选择,我们称其为条件数据元,如澳大利亚昆士兰州患者安全和质量改进服务部制定的 ST 段抬高心肌梗死临床路径中的数据元"如果 90 分钟时再灌注失败,安排急症转入经皮冠状动脉介入治疗(PCI)",这种类型数据元,可以看作是判定数据元的扩展类型。第四种数据元可链接到引用知识库、或其他外部标准、规范、指南等,称为引用数据元,其也是判定数据元的扩展类型。如中国的临床路径不稳定性心绞痛介入治疗临床路径中主要诊疗工作下的数据元"开始常规治疗(参见'不稳定性心绞痛诊断与常规治疗')"。临床路径中的数据元有时可比电子病历中的数据元更加细化,规范化难度较大,各种类型数据元对应的微观属性结构也有所不同,主要表现在表示类属性中(表 6-9)。

表 6-9　临床路径数据元微观属性结构

数据元种类	表示类属性名称	约　束
赋值类数据元	值域名称	可选
	值域标识符	可选

续表

数据元种类	表示类属性名称	约　束
赋值类数据元	数据类型	必选
	表示格式	可选
	允许值	可选
	计量单位	可选
	注释	可选
	变异	可选
	签名	必选
判定类数据元	数据类型：布尔型	必选
	表示格式：Y/N	必选
	允许值	可选
	注释	可选
	变异	可选
	签名	必选
条件类数据元	数据类型	必选
	表示格式	必选
	允许值	可选
	链接（其他诊疗工作）	可选
	注释	可选
	变异	可选
	签名	必选
引用类数据元	数据类型	必选
	表示格式	必选
	允许值	可选
	链接（其他标准、规范、指南等）	必选
	注释	可选
	变异	可选
	签名	必选

第六章　中国临床路径信息模型构建

239

从表中可以看出,临床路径数据元的属性结构里均增加了变异、注释和签名。变异指的是在临床路径中对诊疗标准的背离[15]。变异记录是临床路径中的重要部分,它为临床路径的完善和持续医疗质量保证提供重要的信息。变异记录除了应该有单独的变异跟踪记录外,临床路径表中的变异记录应该在每一项临床路径数据元中体现。而且变异记录既要记录变异标准编码,又需要记录文字信息,这样就能够完整记录变异信息,便于对变异进行分类,统计分析,为临床路径和医疗质量的决策提供依据。注释是记录临床路径实施过程中,有数据元以外的必要说明。签名也是在临床路径中的一项必须内容,而且也是应该在每一项临床路径数据元中体现。目前中国临床路径中的数据元主要是判定类数据元和引用类数据元。例如,我国颁布的不稳定性心绞痛介入治疗临床路径中的数据元素:开始常规治疗(参见"不稳定性心绞痛诊断与常规治疗"),就可以转化为引用类数据元。在 openCP 模型中位于一级数据组"干预"下的二级数据组"用药"内,数据元名称为"常规药物治疗"。则该数据元表示类属性结构为表 6-10 所示。

表 6-10 "常规药物治疗"数据元的表示类属性结构

属 性 名 称	属 性 值
数据类型	布尔型
表示格式	Y/N
允许值	
链 接	不稳定性心绞痛诊断与常规治疗
注 释	
变 异	
签 名	

第四节 定义编码描述与数据格式规范

目前，部分研究采用 OWL 和语义网规则语言（Semantic Web Rule Language，SWRL）来表达临床路径知识[16,17]。在本研究中，采用 XML 来描述临床路径。虽然 XML 在语义表达能力不及 RDF 和 OWL。但是 XML 的易用性好，结构清晰、描述机制灵活。尤其是 RDF 和 OWL 都采用 XML 作为表示语言[18]。因此，采用 XML 语言作为临床路径的数据格式规范，建立起基本的临床路径编码描述机制，易于被目前多数用户接受，而且也易于在此基础上进一步建立由 RDF 和 OWL 描述的临床路径数据格式规范。

中国循证医学概念模型信息模型的 XML 标记语言采用英文。信息领域类型、结构文档、文档段、数据组和数据元对应的 XML 标记符分别为＜domainCategory＞、＜structured Document＞、＜section＞、＜dataGroup＞、＜dataElement＞。其中，＜section＞和＜dataGroup＞都可以分别使用相同的节点标记符＜section＞和＜dataGroup＞来对下位文档段和数据组进行嵌套。

我们采用 UML 表示 openCP 模型并开发 XML 模式。以《不稳定性心绞痛介入治疗临床路径表单》中主要诊疗工作结构文档下一级数据组"干预"中的二级数据组"用药"为例，描述数据元"常规药物治疗"XML 实例片段来展示模型中具体概念的描述格式规范（图 6-9）。

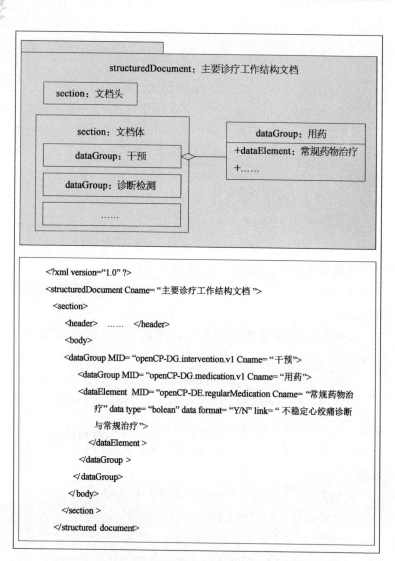

```
<?xml version="1.0" ?>
<structuredDocument Cname="主要诊疗工作结构文档">
  <section>
    <header>  ……  </header>
    <body>
    <dataGroup MID="openCP-DG.intervention.v1 Cname="干预">
      <dataGroup MID="openCP-DG.medication.v1 Cname="用药">
      <dataElement  MID="openCP-DE.regularMedication Cname="常规药物治
        疗" data type="bolean" data format="Y/N" link="不稳定心绞痛诊断
        与常规治疗">
      </dataElement >
      </dataGroup >
    </dataGroup>
    </body>
  </section >
</structured document>
```

图 6-9 "不稳定性心绞痛介入治疗临床路径表"中数据元
"常规药物治疗"的结构和 XML 实例片段

小　结

临床路径是实践循证医学的最佳手段和途径,依据最佳临床证据制定的规范临床路径对提高医疗质量、降低医疗费用、缩小医疗差异具有重要作用。我国于 2009 年陆续颁布的各病种标准临床路径有力促进了我国临床路径的发展,但这些临床路径仍然是纸质版的临床路径,标准化和结构化都不足。本研究的临床路径信息模型采用中国循证医学信息模型的框架结构来重新优化中国标准临床路径。

优化分为两个层面,包括对临床路径框架结构进行优化和对数据元素进行结构化和标准化。

在临床路径信息模型中,顶层结构包括不按时间顺序记录的基本信息结构文档和按时间顺序记录的主要诊疗工作、重点医嘱和主要护理工作三个结构文档。结构文档下采用《电子病历基本架构与数据标准(试行)》的数据组来组织和归类具体的临床路径实施元素。其中,基本信息结构文档下相应地由数据组"服务对象标识""人口学""诊断""操作"和"事件摘要"组成。

主要诊疗工作结构文档包括诊疗过程记录、会诊、访视、转诊、出院计划、诊疗计划、诊断检测、健康指导、干预和评估 10 个一级数据组。

重点医嘱结构文档的一级分类按照中国标准临床路径的一级分类,就是首先分为长期医嘱、临时医嘱和出院医嘱三个文档段。重点医嘱结构文档的部分内容与诊疗工作的部分内容是一致的。因此,可以复用"主要诊疗工作"中的部分数据组,如数据组"诊断检测""操作""健康指导"等;其次,还需要增加"护理""饮食""活动"等新的数据组。

主要护理工作结构文档主要是复用主要诊疗工作和重点医嘱结构文档中的数据组和数据元(图 6 - 10)。

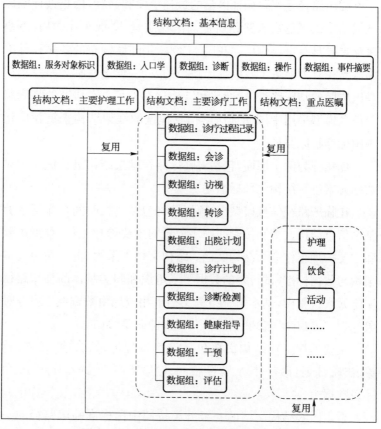

图 6 - 10　中国临床路径信息模型结构框架

临床路径信息模型的构建采用两层建模的方法具有很大的优势。临床路径中大量的数据元素可粗可细,粗时,到数据组的层面就可以了,而细时,要具体到数据元素,而且数据元素可是文本形式的,有的甚至是句子形式,难以进行结构化和规范化。采用两层模块化方法,增加了解决临床路径这种不确定性的灵活性和可行性。在临床路径信息模型中可建立三类模块,一类是所有临床路径通用的模块;一类是特定专业临床路径通用的模块;另一类是特定病种临床路径专用模块。通用模块中,数据组下可包括标准的数据元;在专用模块中,数据组下可包括专用数据元,或者通用数据元+引用,引用知识库可以单独建立和保存,可独立维护和更新而不影响整个临床路径信息模型结构。依据本体理论,构建起临床路径信息模型的语义框架结构和语义属性结构。为建立规范的、模块化的、适于计算机操作的临床路径提供了思路。

参考文献

［1］国家卫生计生委临床路径管理工作媒体沟通会文字实录[EB/OL].
(2017 - 08 - 17)［2019 - 04 - 24］. http://www.scio.gov.cn/xwfbh/gbwxwfbh/xwfbh/wsb/Document/1561228/1561228.htm.

［2］DAVIS N. Integrated Care Pathways:A Guide to Good Practice[M/OL].［2015 - 01 - 30］. http://www.wales.nhs.uk/sitesplus/829/opendoc/116450/.

［3］国家卫生计生委,国家中医药管理局.医疗机构临床路径管理指导原则(国卫医发〔2017〕49号)[EB/OL]. (2017 - 09 - 06)［2019 - 04 - 24］. http://www.nhc.gov.cn/yzygj/s7659/201709/fd506f531bd14756acffa441ea8a06b9.shtml.

［4］Clinical Excellence Division. Clinical Pathways[EB/OL]. (2018 - 12 - 13)［2019 - 05 - 07］. https://clinicalexcellence.qld.gov.au/resources/clinical-pathways.

［5］Pathways and Processes Team Clinical Practice Improvement Centre. A Toolkit for Developing a Clinical Pathway[EB/OL]. (2005 - 12)［2015 - 01 - 30］. http://citeseerx.ist.psu.edu/viewdoc/download? rep =

rep1&type=pdf&doi=10.1.1.204.1097.

［6］ Hospital Demand Management Group. Emergency Department Critical Pathways Project［R/OL］. (2006 - 06 - 14)［2019 - 05 - 07］. http://www.health.vic.gov.au/archive/archive2006/hdms/critpath.htm.

［7］ Optimal Cancer Care Pathways（OCPs）［EB/OL］. (2018 - 04 - 06)［2019 - 05 - 07］. http://www.health.gov.au/internet/main/publishing.nsf/Content/occp.

［8］ Everything NICE says on a topic in an interactive flowchart［EB/OL］.［2015 - 01 - 30］. http://pathways.nice.org.uk/.

［9］ DAVIS N. Integrated Care Pathways: A Guide to Good Practice［M/OL］.［2015 - 01 - 30］. http://www.wales.nhs.uk/sitesplus/829/opendoc/116450/.

［10］ Emergency Demand Cordination Group. Clinical Pathway Evaluation Framework［R/OL］. (2001 - 09)［2015 - 01 - 30］. http://www.health.vic.gov.au/archive/archive2006/hdms/cpeval.pdf.

［11］ WAKAMIYA S, YAMAUCHI K. What are the standard functions of electronic clinical pathways?［J］. Int J Med Inform, 2009, 78(8): 543 - 550.

［12］ LODEWIJCKX C, DECRAMER M, SERMEUS W, et al. Eight-step method to build the clinical content of an evidence-based care pathway: the case for COPD exacerbation［J］. Trials, 2012, 13: 229.

［13］ Emergency Demand Coordination Group. ED Critical Pathways Project Final Report［R/OL］. (2001 - 10)［2015 - 01 - 30］. http://www.health.vic.gov.au/archive/archive2006/hdms/critpath.pdf.

［14］ 徐书珍,马海燕.医疗文书书写规范与病案管理[M].北京:军事医学科学出版社,2006.

［15］ The Clinical Practice Improvement Centre. A Toolkit for Developing a Clinical Pathway［EB/OL］. (2005 - 12)［2015 - 01 - 30］. http://qheps.health.qld.gov.au/cpic/ClinicalPathways.htm.

［16］ DANIYAL A, ABIDI S S R. Semantic Web-Based Modeling of Clinical Pathways Using the UML Activity Diagrams and OWL-S［C/OL］. Conference: Knowledge Representation for Health-Care: Data, Processes and Guidelines, AIME 2009 Workshop KR4HC 2009.［2019 -

05 － 07］. https：//www. researchgate. net/publication/221450194 ＿
Semantic＿Web-Based＿Modeling＿of＿Clinical＿Pathways＿Using＿the＿
UML＿Activity＿Diagrams＿and＿OWL-S.

［17］ HU Z, LI J S, ZHOU T S, et al. Ontology-Based Clinical Pathways
with Semantic Rules［J］. J Med Syst，2012，36(4)：2203－2212.

［18］ 李劲松,黄智生.生物医学语义技术［M］.杭州：浙江大学出版社,2012.

第七章

中国循证医学信息体系
构建总结与展望

第一节　中国循证医学信息模型
构建研究的总结与评价

在详细分析现有国内外循证医学信息标准和信息模型基础上，构建起中国循证医学信息参考模型和概念模型，以及特定循证医学信息模型的构建方法。并采用该通用信息模型和构建方法建立起临床研究和临床路径信息模型。在整个研究过程中，对中国循证医学信息标准化的研究有了一定突破。

（一）建立起完整的循证医学信息体系框架结构，把握住整个循证医学信息体系的发展脉络

循证医学信息体系的发展是分散的、具有循证医学信息各领域特定性的，并且具有各国和各地区甚至各机构特点的。因此循证医学信息体系中各特定领域信息体系的发展是不平衡的。从国际上整个循证医学信息体系发展来看，在电子病历、临床研究、临床实践指南和临床路径各领域中，电子病历的研究历时最长，发展最为成熟，积累了大量研究方法和研究成果，形成了一系列国际和国家标准。研究中发现，电子病历的研究方法、研究阶段和研究成果是临床研究、临床实践指南和临床路径信息化研究的重要借鉴途径和内容。

（二）从循证医学信息体系的整体角度去探索适用于整个循证医学信息体系的通用模型

已有的电子病历、临床研究、临床实践指南和临床路径整合研究是局部的、零星的，研究多集中在电子病历和临床研究的整合方面，并形成了电子病历用于临床研究的功能执行框架国际标准 HL7 EHR CRFP。电子病历的研究方法和框架结构也同样运用到临床研究和临床实践指南信息模型的构建上。例如，openEHR 原型方法应用于临床实验研究数据录入系统和临床实践指南信息模型的建立[1,2]。目前还没有将循证医学信息体系作为整体，研究其信息模型构建理论方法和模型框架结构的相关报道。

本研究建立的循证医学信息通用参考模型和概念模型，主要参考了中国《电子病历基本架构与数据标准（试行版）》和中国医学信息领域基础标准。因为，从中国的循证医学信息体系发展来看，电子病历的研究和发展相对来说也是最为深入和成熟。已经形成了三个主要的国家标准。而临床研究、临床实践指南和临床路径信息标准化的发展则还有许多空白之处。因此，循证医学信息模型建立在现有的标准之上，增加了标准化和规范化的潜力。

（三）建立起中国临床研究信息模型

中国的临床研究信息化是中国循证医学信息领域中的一个薄弱环节，不仅没有相关的国家标准，也鲜有临床研究数据库和信息模型的研究。临床研究的数据收集也是以手工收集为主。

本文按照业务流程分析法和文献保证法建立起临床研究信息模型的需求体系，并在中国循证医学信息模型的基础上构建起临床研究信息模型的内容和结构框架。保证了临床研究信息模型与中国现有循证医学信息标准的兼容,为循证医学信息一体化奠定基础;临床研究信息模型中的数据元广泛参考和采用临床研究的相关国际标准,保证了在该模型下进行的中国临床研究从注册、数据录入到数据提交整个流程与国际标准的接轨,有利于中国临床研究与国际临床研究的合作、交流与共享。

(四) 将中国纸质版临床路径标准优化为临床路径信息模型

中国虽然已经颁布了标准临床路径,但这些临床路径仍然是纸质版的临床路径,标准化和结构化都不足。临床路径信息模型采用中国循证医学信息模型的框架结构来重新优化中国标准临床路径。

临床路径是实践循证医学的最佳手段和途径,依据最佳临床证据制定的规范临床路径对提高医疗质量、降低医疗费用、缩小医疗差异具有重要作用。我国于 2009 年陆续颁布的各病种标准临床路径有力促进了我国临床路径的发展,但临床路径还需要不断完善。在比较分析了国际上较完善的临床路径基础上,优化中国标准临床路径,构建起临床路径信息模型的内容和结构框架。为建立规范的、模块化的、适于计算机操作的临床路径提供了思路。

在该临床路径信息模型基础上,可以进行个性化和本地化,也可以利用现有的本体技术实现临床路径的逻辑推理和智能化。

(五) 在中国采用模块化方法尤其是两层建模方法建立循证医学
信息模型

模块化方法是标准化发展的最高形式,它与标准化的其他形式,如简化、统一化、通用化、系统化、组合化等结合在一起应用于复杂的医学信息领域,可减少复杂性,而创造出多样性和多变性[3]。中国循证医学信息模型正是采用了模块化方法和其他标准化形式相结合的两层建模法建立起参考模型和概念模型。该建模方法既能应用于循证医学的各种信息类型,简化各种信息类型的模型建立,又能适应医学信息概念不断更新变化。

　　建立电子病历、临床研究、临床实践指南和临床路径信息的通用模型的理论基础是循证医学信息体系生命周期中各信息实体的本体相似性。其中,电子病历、临床研究和临床路径在本体上基本一致。它们都是一个不断循环的解决临床问题的过程[4](图7-1)。因此,电子病历、临床研究和临床路径不仅可以共享宏观的信息模型框架,许多微观的数据结构和内容也可以复用。

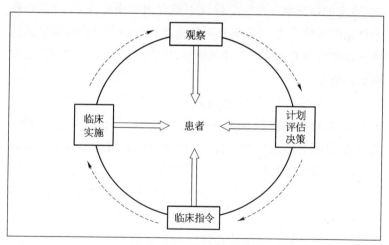

图7-1　临床问题解决过程

　　本研究参考中国《电子病历基本架构与数据标准(试行版)》建立起中国循证医学信息模型框架结构,并在该框架结构上构建起临床研究和临床路径信息模型。临床研究和临床路径采用在电子病历信息模型基础上建立的中国循证医学信息模型,其根本原因是电子病历、临床研究和临床路径在本体上的一致性。

第二节　中国循证医学信息体系应用设想

医学领域的信息是非常复杂的,这种复杂体现在医学概念庞大、数据类型繁多、数据结构不一、数据更新频繁和医疗对象个性化强等方面。因此,循证医学信息体系的构建思路应该是分层次、分阶段的,而不是一步到位式的。

顶层设计应该是宏观的、框架的。中国循证医学信息模型就属于顶层设计范畴。首先是建立宏观的结构框架;其次是对于固化、稳定的信息也应在顶层设计中建立通用模型;第三就是对整个体系的构建方法,从宏观模型的构建方法到微观属性的描述约束方法都应该有明确的文件和规范,以指导特定领域信息模型和系统的建立。

具体领域的信息模型构建也需要分层次、分步骤进行。首先建立的是具体领域通用的信息模型结构,然后是领域中各专业专用的信息模块。同理,特定领域通用信息模型包括该领域宏观结构框架和固化、稳定信息的通用模型;同样需要在顶层框架结构的范畴内制定该领域模型构建方法的规范文件。根据构建方法规范文件建立特定专业专用的信息模块。这样,当需要一个完整的特定领域特定专业信息模型时,就可以通过组合通用信息模型和专用信息模块的方式建立起来。这种模块化的方法,将复杂的体系进行分解,易于建立基本信息模型和模块;同时,又易于根据需要组合各种不同的信息模型和模块以表达从简单到复杂的语义概念。每一个信息模型和模块的规模都不大,易于维护和更新且不影响其他模块的结构和内容。因此,按照本研究的构建方法,中国循证医学信息体系将成为一个统一体,能够实现数据的无缝链接共享;中国循证医学信息体系发展将具有强大的生命力,因为它具有很强的生长能力和修复完善能力。

试想这样一个场景,一位年龄在 75 岁的男性行胰腺癌切除术患者进行药物治疗,同时也是临床研究"胰腺癌切除术后采用氟尿嘧啶加叶酸药物治疗和吉西他滨药物治疗的随机对照研究"的候选者,该患者从其记录进入电子病历后,到入选临床研究以及研究治疗的整个过程如图 7-2 所示。

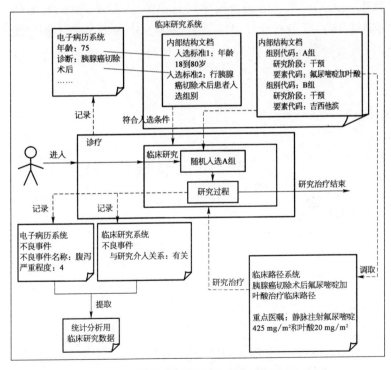

图 7-2 统一信息模型下电子病历、临床研究、临床
路径系统诊疗和研究的模拟情境

首先,该患者的医疗记录进入电子病历系统后,根据记录信息发现他符合临床研究"胰腺癌切除术后采用氟尿嘧啶加叶酸药物治疗和吉西他滨药物治疗的随机对照研究"的入选条件,签署知情同意书后,该患者自动进入临床研究,并被随机分配到 A 组,采用氟尿嘧啶加叶酸药物治疗组。调取与该治疗组对应的临床路径"胰腺癌切除术后氟尿嘧啶加叶酸治疗临床路径"对患者进行研究治疗。研究过程中产生的数据记录于电子病历系统或临床研究系统,最后提取研究用临床数据。当采用统一的循证医学信息模型后,电子病历、临床研究与临床路径的概念定义和数据描述方式获得了最大程度统一,且通过映射关系实现互操作。使得整个诊疗和研究流程更加合理、协调。

第三节　不足和展望

一、不足和局限

本研究存在着不足和局限,也是未来研究所要努力的方向。首先,宏观的中国循证医学信息模型建立在中国《电子病历基本架构与数据标准(试行版)》数据结构基础上,该标准的质量和实施也会影响到中国循证医学信息模型的应用。其次,本研究利用中国循证医学信息模型建立起循证医学信息领域最重要的两种信息类型:临床研究和临床路径信息模型。目前没有考虑到循证医学信息领域中临床实践指南和临床文献信息模型的建立。

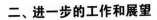

二、进一步的工作和展望

本研究建立起通用的中国循证医学信息模型框架结构,并且根据这一框架结构,构建了循证医学信息学领域中最重要的两类特定信息模型:临床研究信息模型和临床路径信息模型。以中国循证医学信息模型为基础建立循证医学信息领域特定信息模型过程中,发现采用模块化和两层建模法,大大降低了信息模型建立难度。同时,在模型的构建过程中,充分参考了国际和国家相关标准,并建立映射关系。增加了信息模型与国际和国家标准的兼容和接轨,为建立国家层面的循证医学信息模型标准提供参考依据。在下一步的工作中,会继续完善和改进目前研究过程中存在的不足和局限。

(一) 完善通用信息模型

目前建立的中国循证医学信息模型主要是明确了宏观参考模型的数据结构和概念模型的构建方法和基本属性约束方式。在下一步的工作中,还要逐步完善现有模型,建立微观数据结构。目前的数据结构还不能完全表达临床数据的各种形式和结构。例如,表格、列表等。还要建立与现有模型配套的一系列相关规范,如数据类型的规范。对于通用的数据,如人口学,电子病历、临床研究和临床路径信息模型都包含,而且数据内容和结构都一致。对于这类通用且稳定的数据可以固化到参考模型中,形成人口学信息参考模型。

同理,需要继续完善循证医学信息特定领域信息模型的通用结构和核心数据集,和建立具体信息模型扩展数据集的构建方法。

(二) 建立特定循证医学信息平台

目前,本研究建立了前瞻性临床研究信息模型平台和临床路径信息模型平台,但这两个平台仍然是原型方案模型,其中只包含最基本的最小数据元集合。在下一步的研究中,需要增加平台的实际数据录入功能。在前瞻性临床研究信息模型平台中,通过模拟的临床研究实例,录入临床数据,验证该信息模型平台对临床研究数据公开、收集和提交要求的满足度,以及对数据统计分析的可行性。在临床路径信息模型平台中,利用已有数据元建立特定病种的临床路径,验证该信息模型平台在方便制定规范化和结构化临床路径的可行性。

(三)建立临床实践指南信息模型

本研究目前在中国循证医学通用信息模型基础上,建立了临床研究和临床路径信息模型。下一步还要建立临床实践指南信息模型。临床实践指南与电子病历、临床研究和临床路径有着不同的信息内容和结构。临床实践指南可以说是一种有关临床诊疗的规范文献,所以它满足文献的部分特征。而临床实践指南指导临床诊疗过程,所以它也符合临床问题解决过程本体。这部分数据结构同样可以采用中国循证医学信息模型来建立。

(四)完善编码描述与数据格式规范

目前,本研究采用 XML 语言来表达信息模型中的编码描述与数据格式规范。但是,XML 语言有其局限性。它不能很好地表达语义和逻辑关系。因此,在以后的编码描述和数据格式规范部分还将采用 RDF 和关联数据来表达概念。

当今社会已经进入大数据时代,大数据的信息多样性可以满足临床个性化要求;通过不同来源的,经过处理的大量患者信息,可以将日常诊疗个体患者与同类型患者相匹配,从而了解个体患者可能的临床过程及预后[5];收集海量临床数据,经过大数据统计分析产生临床证据已成为可能。

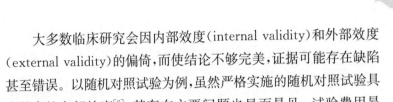

大多数临床研究会因内部效度（internal validity）和外部效度（external validity）的偏倚，而使结论不够完美，证据可能存在缺陷甚至错误。以随机对照试验为例，虽然严格实施的随机对照试验具有较高的内部效度[6]，其存在主要问题也显而易见：试验费用昂贵、实施难度较大；研究结论可能过于宽泛或过于局限；随机化治疗方案使患者或医生不适；研究结论用于实践的周期过长，等等[7]。

利用大数据方法产生临床证据，能增加外部效度，增强研究结果适用性，能弥补随机对照试验的不足，如：医疗信息系统使临床数据作为诊疗的副产品，生成费用相对廉价，而且能与其他生物、基因数据库进行连接；数据可针对患者个体，而同时又聚集整个系统、所有患者全部信息；患者不用被随机治疗；丰富而及时的数据能实时提供个性化诊疗决策，等等[7]。

但是，大数据能够替代临床研究吗？答案是否定的。

大数据最致命弱点就是缺乏因果推论（causal inference）。数据驱动的大数据分析缺乏对因果推论联系因素的理解，有时无法得出正确的因果结论[8]。而临床研究，尤其是严格实施的随机对照试验，其核心价值在于其因果推论的强大实力，研究结果可信度高[7]。

因此，在很长一段时间，循证医学的证据产生将同时依赖临床研究和大数据方法。它们互为补充，互相融合。一方面，临床研究方法可为大数据分析提供因果假设；另一方面，大数据方法可为临床研究提供标准化、共享化数据支持。

如果，中国循证医学的信息体系能够基于一个通用的框架结构，并且在通用的基础上建立可不断融合和更新的特定信息模型和信息库，中国巨大的医疗资源会逐步规范和纳入这个框架中，从而得到更好的挖掘与利用。

参考文献

［1］ ANANI N, CHEN R, PRAZERES MOREIRA T, et al. OpenEHR-based representation of guideline compliance data through the example of stroke clinical practice guidelines[J]. Stud Health Technol Inform, 2012, 180: 487 - 491.

［2］ KOHL C D, GARDE S, KNAUP P. Facilitating secondary use of medical data by using openEHR archetypes[J]. Stud Health Technol Inform, 2010, 160(Pt 2): 1117 - 1121.

［3］ 李春田."现代标准化前沿——模块化"研究报告第二章 模块化——标准化的高级形式——标准化形式的与时俱进[J].上海标准化, 2007,(3): 12 - 18.

［4］ BEALE T, HEARD S, KALRA D, et al. The openEHR Reference Model. EHR Information Model[S/OL]. (2007 - 04 - 08) [2015 - 01 - 30]. http://www. openehr. org/releases/1. 0. 1/architecture/rm/ehr_im.pdf.

［5］ DAMIANI A, ONDER G, VALENTINI V. Large databases (Big Data) and evidence-based medicine. Eur J Intern Med, 2018, 53: 1 - 2.

［6］ MAYO C S, MATUZAK M M, SCHIPPER M J, et al. Big Data in Designing Clinical Trials: Opportunities and Challenges. Front Oncol, 2017, 7: 187.

［7］ ANGUS D C. Fusing Randomized Trials With Big Data: The Key to Self-learning Health Care Systems? JAMA, 2015 , 314(8): 767 - 768.

［8］ NAIDUS E, CELI L A. Big data in healthcare: are we close to it? Rev Bras Ter Intensiva, 2016, 28(1): 8 - 10.

附　录

常用术语缩略词

ADL	Archetype Definition Language	原型定义语言
AEO	Anatomical Entity Ontology	解剖实体本体
AIHW	Australian Institute of Health and Welfare	澳大利亚卫生福利研究院
ANSI	American National Standards Institute	美国国家标准学会
API	application programming interface	应用程序接口
AOM	Archetype Object Model	原型对象模型
ASTM_ E1384 - 07	ASTM_E1384 - 07 Standard Practice for Content and Structure of the Electronic Health Record (EHR)	ASTM_ E1384 - 07 电子病历内容与结构规程
ASTM_ E2210 - 12	ASTM_E2210 - 12 Standard Specification for Guideline Elements Model version 3（GEM Ⅲ）— Document Model for Clinical Practice Guidelines	ASTM_ E2210 - 12 指南元素模型第三版标准规范——临床实践指南文本模型
ASTM_ E2369 - 05	ASTM_E2369 - 05 Standard Specification for Continuity of Care Record(CCR)	ASTM_ E2369 - 05 连续医疗记录标准规范
BFO	Basic Formal Ontology	基本形式本体
BPMN	Business Process Modeling Notation	业务流程建模标记法
caDSR	Cancer DataStandards Repository	美国癌症数据标准库
CAS	Chemical Abstracts Service	化学文摘服务库

CCM	clinical content model	临床内容模型
CCR	Continuity of Care Record	连续医疗记录
CDASH	Clinical Data Acquisition Standards Harmonization	临床数据收集统一标准
CDE	Common Data Elements	通用数据元集
CDISC	Clinical Data Interchange Standards Consortium	临床数据交换标准协会
CDMS	clinical data management system	临床数据管理系统
CDSS	clinical decision support system	临床决策支持系统
CEBM	Centre for Evidence-based Medicine	英国牛津大学循证医学中心
CEM	clinical element model	临床元素模型
CEN	Electronic healthcare record communication	CEN/TC251 委员会制定的 ENV13606 电子病历通信
CEML	Clinical Element Modeling Language	临床元素建模语言
CG	conceptual graphs	概念图
CHIME	Centre for Health Informatics	卫生信息中心
CIR	Clinical Investigator Record Ontology	临床研究者记录本体
CRC	Clinical Research Chart	临床研究表
CRF	case report form	病例报告表
CTS	Clinical Templates Scotland	临床模板
DCAP	Dublin Core Application Profiles	都柏林核心应用纲要
DCM	detailed clinical model	详细临床模型
DCMI	Dublin Core Metadata Initiative	都柏林核心元数据计划
DCSV	Dublin Core Structrued Value	都柏林核心结构价值
DOSPO	documentation system for pediatric oncology	德国海登堡大学建立的儿科肿瘤记录系统

DRG	diagnosis-related groups	诊断相关分类
DTDL	Formal Data Type Definition Language	形式化数据类型定义语言
eardap	an extensible architecture for using routine data for additional purposes	
EAV	entity-attribute-value	实体属性值
EHR	electronic health record	电子病历
EDC	electronic data capture	电子数据采集系统
FDA	Food and Drug Administration	美国食品药品监督管理局
GB/T 15657 - 1995		GB/T15657 - 1995 中医病证分类与代码
GB/T 16751.1		GB/T16751.1 - 1997 中医临床诊疗术语 疾病部分
GB/T 16751.2		GB/T16751.2 - 1997 中医临床诊疗术语 证候部分
GB/T 16751.3		GB/T16751.3 - 1997 中医临床诊疗术语 治法部分
GB/T 2261.1 - 2003		GB/T2261.1 - 2003 个人基本信息分类与代码
GB/T 2659 - 2000		GB/T2659 - 2000 世界各国和地区名称代码
GCP	Good Clinical Practice	良好临床实践
GEHR	Good European Health Record, Good Electronic Health Record	欧洲 GEHR 项目
GEM	Guideline Elements Model	指南元素模型
GLIF	GuideLine Interchange Format	指南交换框架
GO	Gene Ontology	基因本体
GRADE	Grading of Recommendations Assessment, Development, and Evaluation Working Group	GRADE 工作组

HICF	Health Infostructure Components Framework	卫生信息结构组件框架
HIMSS EHR Committee	Healthcare Information and Management Systems Electronic Health Record Committee	美国卫生信息管理系统学会电子病历委员会
HL7 CDA	HL7 Clinical Document Architecture	HL7 临床文本框架
HL7 EHR CRFP	HL7 EHR Clinical Research Functional Profile	HL7 电子病历用于临床研究功能执行框架
HL7 EHR-SFM	HL7 EHR-System Functional Model	HL7 电子病历系统功能模型
HL7 RIM	HL7 Reference Information Model	HL7 参考信息模型
HL7v3	HL7 version 3.0	HL7 标准第 3 版
HIMSS EHR Committee	Healthcare Information and Management Systems Electronic Health Record Committee	美国卫生信息管理系统学会电子病历委员会
IAO	Information Artifact Ontology	信息构建本体
i2b2	Informatics for Integrating Biology and the Bedside	i2b2 中心
ICD - 9 - CM	International Classification of Diseases，9th Revision，Clinical Modification	国际疾病分类第九版临床修订版
ICD - 10	International Classification of Diseases - 10	国际疾病分类第十版
ICH	International Conference on Harmonisation of Technical Requirements for Registration of Pharmaceuticals for Human Use	人用药物注册技术要求国际协调组织
ICH GCP	Guideline for Good Clinical Practice E6(R1)	良好临床实践标准指南
ICTRP	International Clinical Trials Registry Platform	国际临床试验注册平台

IOM	Institute of Medicine	美国医学研究所
IRB/IEC	Institutional Review/Board Independent Ethics Committee	伦理委员会
ISO 10781:2014	ISO/HL7 10781:2009 Health Informatics — HL7 Electronic Health Records — System Functional Model,Release - 2	ISO 10781:2014 卫生信息学——HL7 电子病历——系统功能模型,R2
ISO 13606	ISO 13606 Health informatics — Electronic health record communication	ISO 13606 卫生信息学——电子病历通信标准
ISO 14721:2003	ISO 14721:2003 Space data and information transfer systems — Open archival information system (OAIS)— Reference model	ISO 14721:2003 空间数据和信息传输系统——开放档案信息系统——参考模型
ISO 21090	Health informatics — Harmonized data types for information interchange	ISO 21090 卫生信息学——信息交换用兼容数据类型
ISO 23081 - 2	ISO 23081 - 2:Information and documentation — Managing metadata for records — Part 2:Conceptual and implementation issues	ISO23081 - 2 信息与文件——文件管理过程——文件元数据第二部分:概念与实施问题
ISO HIPF	ISO Health Informatics Profiling Framework	ISO 卫生信息轮廓框架
ISO RM-ODP	ISO Reference Model for Open Distributed Processing Standard	ISO 开放分布处理标准参考模型
ISO/IEC 11179	ISO/IEC 11179 Information technology — Metadata registries (MDR)	ISO/IEC 11179 信息技术——元数据注册系统
ISO/IEC 11179 - 3	ISO/IEC 11179 - 3 Information technology — Metadata registries (MDR) — Part 3:Registry metamodel and basic attributes	ISO/IEC 11179 - 3 信息技术——元数据注册库(MDR)——第三部分:注册元模型和基本属性

附录 缩略词表

263

ISO/IEC 11404	ISO/IEC 11404 General Purpose Datatypes	ISO/IEC 11404 通用目标数据类型
ISO/TC 215	ISO/TC 215 Ad Hoc Group Report Standards Requirements for the Electronic Health Record & Discharge/Referral Plans	ISO/TC 215 专项组报告：电子病历、出院或转诊计划标准需求
ISO/TS 18308	ISO/TS 18308 Health informatics — Requirements for an electronic health record architecture	ISO/TS 18308 卫生信息学——电子病历体系结构需求
ITS	Implementation Technology Specification	实施技术规范
KADS	Knowledge Acquisition and Design Structuring	知识获取和设计结构
KEGG	the Kyoto Encyclopedia of Genes and Genomes	京都基因和基因组百科全书
LinkedCT	Linked Clinical Trials	关联临床研究
LOINC	Logical Observation Identifiers Names and Codes	观测指标标识符逻辑命名与编码系统
MeSH	Medical Subject Headings	医学主题词表
MDF	Message Development Framework	通信开发框架
MDR	Metadata registries	元数据注册系统
NAM	Norm Analysis Method	规范分析
NCI	National Cancer Institute	美国国立肿瘤研究所
NCERG	National Cancer Expert Reference Group	澳大利亚国立癌症专家参考组
NEHTA	National E-Health Transition Authority	澳大利亚 NEHTA
NEI	National Eye Institute	美国的 NEI 临床项目
NGC	National Guideline Clearinghouse	美国国家指南交流中心
NG EMR	NextGen EMR	美国国立卫生研究院建立的电子病历系统

NHDD	National Health Data Dictionary	国家卫生数据字典
NHS	National Health Service	英国国家医疗服务体系
NICE	National Institute for Health and Clinical Excellence	英国国家卫生医疗质量标准署
NLIAH	National Leadership and Innovation Agency	英国威尔士下属国家医疗领导和改革机构
NLP	natural-language processing	自然语言处理
OAIS	open archival information system	开放档案信息系统
oAP	openEHR Archetype profile	原型执行框架
OBI	Ontology for Biomedical Investigations	生物医学观察本体
OBO	Open Biological and Biomedical Ontologies Foundry Project	开放生物学和生物医学本体铸造项目
OCRE	Ontology of Clinical Research	临床研究本体
ODM	Operational Data Model	临床研究可操作数据模型
openCP	an open metadata schema for Clinical Pathway	
openEHR		开放电子病历
openEHR EHR IM	openEHR EHR Information Model	openEHR 电子病历信息模型
openPCR	an open metadata schema for Prospective Clinical Research	
OpenSDE	Open Structured Data Entry	开放式结构数据录入
ONT	Ontology Management cell	本体管理蜂室
OWL	Web Ontology Language	网络本体语言
PCI		经皮冠状动脉介入治疗
PDM	Precedence Diagramming Method	前导图法
POSCH	Program on the Surgical Control of the Hyperlipidemias	高脂血症手术控制项目

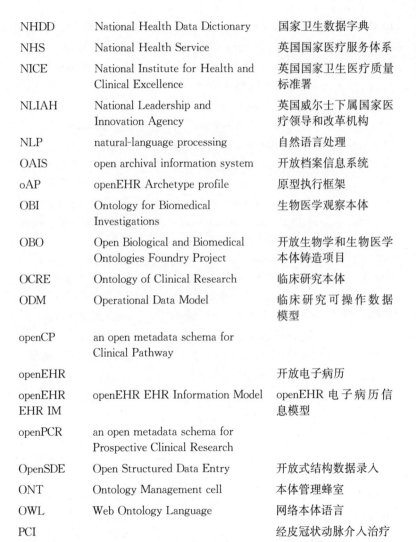

循证医学信息模型构建与应用

RDE	remote date entry	德国 RDE 平台
RDF	Resource Description Framework	资源描述框架
RM-ODP	Reference Model for Open Distributed Processing Standard	开放分布处理参考模型
SAM	Semantic Analysis Method	语义分析方法
SAS	Statistical Analysis System	统计分析系统
SCS	Structured Content Specification	结构内容规范
SDM-XML	CDISC Study Design Model in XML	CDISC 临床研究设计模型 XML 表达方案
SDTM	Study Data Tabulation Model	研究数据表模板
SDTMIG	SDTM Implementation Guide	研究数据表模板应用指南
SM	Service Model	服务模型
SNOMED CT	Systematic Nomenclature of Medicine — Clinical Terms	医学术语系统命名法——临床术语
SWRL	Semantic Web Rule language	语义网络规则语言
TMS	terminology management system	术语管理系统
TRDS	Trial Registration Data Set	临床注册最小数据集
UCL	University College London	英国伦敦大学学院
UML	Unified Modeling Language	统一建模语言
UniProt	Universal Protein Resource	全球蛋白质资源库
URI	Uniform Resource Identifier	统一资源标识符
USPSTF	U.S. Preventive Services Task Force	美国预防医学服务工作组
WHO	World Health Organization	世界卫生组织
WMA	World Medical Association	世界医学学会
WS 445 - 2014		WS 445 - 2014 电子病历基本数据集
WS 363 - 2011		WS 363 - 2011 卫生信息数据元目录

266

WS 363.1 - 2011		WS 363.1 - 2011 卫生信息数据元目录 第 1 部分：总则
WS 363.7 - 2011		WS 363.7 - 2011 卫生信息数据元目录 第 7 部分：体格检查
WS 364 - 2011		WS 364 - 2011 卫生信息数据元值域代码
WS 370 - 2012		WS370 - 2012 卫生信息基本数据集编制规范
WS/T 303 - 2009		WS/T 303 - 2009 卫生信息数据元标准化规则
WS/T 304 - 2009		WS/T 304 - 2009 卫生信息数据模式描述指南
WS/T 305 - 2009		WS/T 305 - 2009 卫生信息数据集元数据规范
WS/T 306 - 2009		WS/T 306 - 2009 卫生信息数据集分类与编码规则
WS/T 500 - 2006		WS/T 500 - 2006 电子病历共享文档规范
WS/T 393 - 2012		WS/T 393 - 2012 医疗机构临床路径的制定与实施
XML	Extensible Markup Language	可扩展置标语言